New window
新視野241

告別拖延腦

靠意志力沒用！
用認知實驗提升大腦警醒度，
改善8種類低效率症頭

大腦職能治療師
菅原洋平

高秋雅————譯

高寶書版集團

目錄
CONTENTS

序章　各類型共通的防拖延基本實驗

目錄
CONTENTS

第 3 章　說明書腦的解決方案

第 4 章　鬥士腦的解決方案

目錄
CONTENTS

第 8 章　愛睏腦的解決方案

前言

　　「那件事不做不行、這件事也拖不得。糟糕！這個一直沒動的案子，不是馬上就要交了嗎？那這件事和那件事就之後再說……呼，總算勉強趕上，這次也差一點就開天窗。」

　　像這樣把該做的事一延再延，在最後一刻才動手，是一種壞事嗎？答案是肯定的。因為對大腦而言，拖延是一件痛苦的事。

　　「這件事不做不行、那件事也必須有進展。」經實驗證實，當人想像這些令人抗拒的任務時，腦內感受疼痛的區塊就會開始活躍工作；而一旦動手去做，該區塊的活動就會降低。

　　從以前到現在，好幾次都想要戒掉拖延。

　　　↓

　　每一次都失敗，對戒不掉拖延的自己感到羞愧。

　　　↓

　　得出自己就是有拖延症的結論。

↓

開始會說「自己是不到死線就不做的類型」。

這種思維方式，是把拖延的原因歸咎於「性格」。

也許有人會覺得，「就算是拖延，只要最後有趕上就好」。但若腦內持續產生疼痛，那又另當別論，不要再給大腦帶來痛苦了。

我是一個職能治療師，專門從事復健治療。職能治療師的工作，就是幫助大腦因疾病或事故受損的人重建失去的能力，或者用其他能力來代替。

我協助這些正值盛年且活躍於職場的人，讓他們能充分發揮自己的能力，過上滿意的生活。我一邊在東京都內的診所看門診，一邊幫助許多企業員工解決各式煩惱，藉此提升員工的生產效率並防止事故發生。在企業辦理培訓時，我從參加者那裡收到以下回饋。

「我是那種要等到火燒屁股才會動手做的類型……」、「雖然是自己的意志問題，可是我要花很多時間才能著手處理工作……」、「我天生就愛拖……」來找我諮詢的人大多是由這些說法做開頭。

「腦袋裡老是有各種待辦事項，感覺有一種無形的壓力壓得自己喘不過氣。」

「我一直處於緊張狀態，有時會突然感到焦慮不安。」

「我有太多要考慮的事情，肩膀和脖子都很緊繃，身體變得越來越不好活動。」

諸如此類的說法，不斷出現在病人有拖延狀況的諮詢中。這是因為，拖延會點燃大腦內處理疼痛的中樞，導致呼吸困難和肌肉僵硬。

一路走來，我一直在診所門診和企業現場研究該如何改變拖延行為。想要改變拖延行為，關鍵並不是擺脫目前的自己，而是不斷進行小小的實驗。拖延的是大腦，而不是我們自己。要改變大腦下達的指令，就必須改變指揮路徑。

例如以下這樣的小實驗。

當你想起某件該做的事情時，在說「我必須做○○」之前，先試著舉起右手。這樣就好，覺得自己能做到嗎？

這就是把從思考到發聲的運動路徑，重接連接成動手的路徑。這些重新連接的小路徑一一累積起來，就能引起行為改變。大腦藉由外部刺激改變神經通路就可以改變運作機制，而如何改變神經通路，正是我們職能治療師的工作。

每個人都會拖延，而且，拖延也是有分種類的。

為了讓大家從今天開始就能馬上運用，本書將會拖延的大腦，也就是拖延腦分為 8 種類型。可以從自己適用的章節開始閱讀，今天就能馬上實驗。

把事情往後拖的下場，就是在一天的結束時怨嘆：「今天什麼都沒做……」這句話將改成「我今天做了這件事。」為了成為能以「今天有做事」來結束一天的人，就讓我們開始實驗吧。

　　想著要如何治好自己的拖延，結果連思考拖延的原因這件事也往後延，最後，用一句「我的個性就是這樣」不了了之，這樣永遠無法解決拖延問題。

　　為什麼會發生這種情況，自己在什麼條件下會拖延，試著去關心這些問題，就能更加了解自己。藉由理解拖延行為來了解自己，試著體會駕馭自己的樂趣吧。

拖延腦自我檢查表

　　在某些情況下，每個人都會想拖延。一旦形成拖延腦，大腦就會根據這個模式下指令觸發拖延行為。就算是單純的拖延，導致這個行為的過程也分很多種。因此，本書準備了8種類型的拖延腦自我檢查表。

　　首先，讓我們回顧一下平時的情況，並在符合的項目打勾。打勾的項目越多，越能說明你目前陷入的拖延狀態。

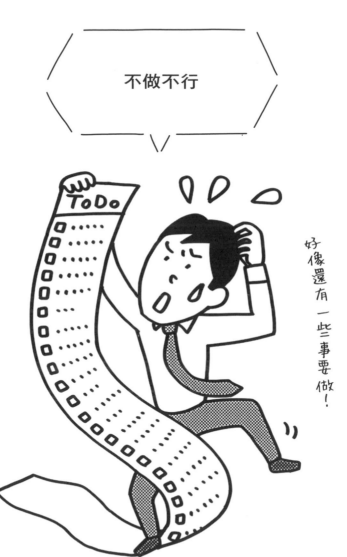

待辦清單腦

把要做的事情列成清單，但一個也做不完

☐ 要做的事情總是堆積如山

☐ 想到的事情會先寫下來，以免忘記

☐ 光是花時間列表就累翻天

☐ 工作時會一直想下一件該做的事情

☐ 連吃飯、洗澡、睡覺也變成應盡的責任，造成心理負擔

一片混亂

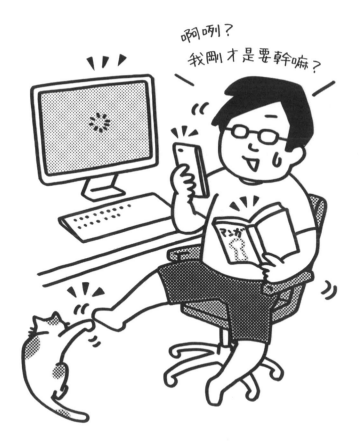

脫軌腦

想到什麼就會放下現在做的事情開始做

□ 一有想法就衝動行事
□ 一旦著手下一項工作，就會對之前做的事情失去興趣
□ 即使制定計劃，也會突然採取其他行動
□ 經不起 SNS、遊戲、漫畫等誘惑
□ 明明沒有時間，一有空檔就會覺得無聊沒勁

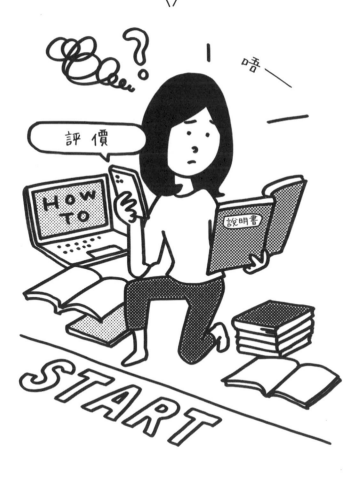

說明書腦

還在摸索作法的時候，時間就過去了

□ 不知道該怎麼做才好，在得到指示之前不會行動
□ 對失敗有強烈的恐懼感和牴觸感
□ 評價看久了，變得不知道什麼才是正確的
□ 沒有足夠的時間完成就不動手
□ 發現有事情沒做完，或是有預期之外的工作就會感到煩躁

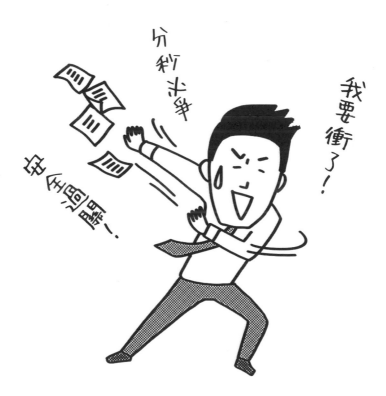

鬥士腦

逼近截止日期才開始做

☐ 不接近截止日期就提不起勁

☐ 事情告一段落後就覺得「都做完了」，不想進行下一個階段的工作

☐ 拿捏不好需要花費的時間，無法按計劃進行

☐ 工作到很晚卻毫無睡意、睡不著

☐ 對自己能在緊迫的時間內達成任務有些得意

周圍沒有人的話
就會偷懶

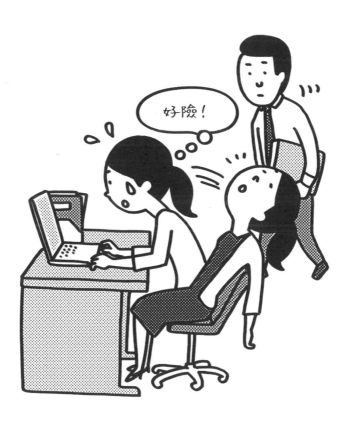

摸魚腦

周圍沒人就會開始做些無關的事情

☐ 總是在無所事事之後被罪惡感折磨

☐ 看見別人偷懶會感到焦躁

☐ 不適合在家工作或在家學習

☐ 聽到別人説「我也還沒做完」會鬆一口氣

☐ 光是看到散亂無章就會失去動力

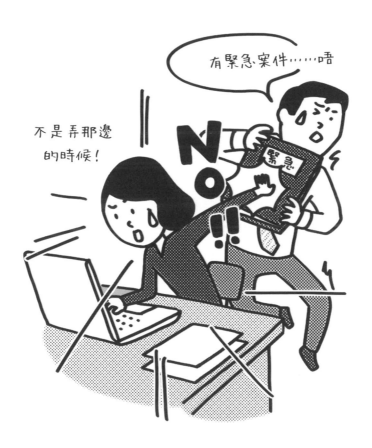

專注腦

從沒有終點的事情開始做起,缺乏規劃

☐ 總是在不對的時機做起現在不該做的事

☐ 一開始做某件事,就沒辦法考慮其他事情

☐ 無法以宏觀的視角看待每一項作業,正在執行的工作也無
　　法完成

☐ 沒有意識到自己努力的方向是錯的,最終徒勞無功

☐ 無法區分「之後想做的事情」和「必須在明天以前做完的
　　事情」

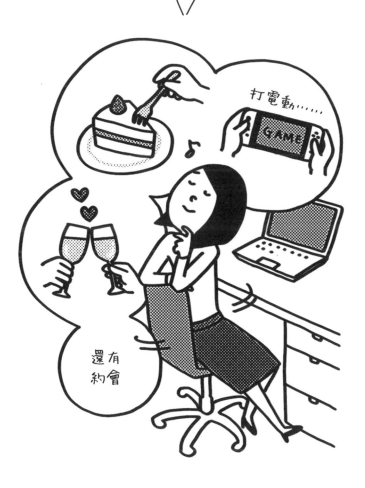

獎勵腦

滿腦子都是結束後的獎勵

□ 沒有樂趣就提不起勁

□ 如果沒有超出超乎預期的回報，即使完成也會感到失望

□ 花很多時間思考要用什麼來獎勵自己

□ 容易逃避現實

□ 容易對 SNS、酒精、遊戲等產生依賴

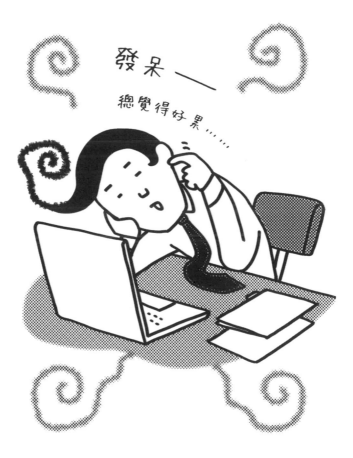

愛睏腦

什麼都不想做

□ 思考遲緩，腦子裡一團亂

□ 在該集中精神的時候發呆，浪費時間

□ 明明什麼都沒做，光是思考就耗費許多精力

□ 總覺得很睏，提不起勁

□ 沒辦法早起

這 8 種拖延腦的特徵，會因睡眠不足、大腦過度興奮或是工作任務設置錯誤出現在每個人的身上。而且，大腦的狀態每天都在變化。若能知道自己屬於哪種拖延腦，知道自己的大腦現在的腦力座標位置，就能即時改變大腦的路徑。

我將 8 種拖延腦之間的關聯，整理成一張圖表，見右頁。縱軸代表大腦的警醒程度。越往上，大腦的警醒程度越高，越往下則越低。橫軸代表行動的切換速度。越往左，切換速度越快，越往右，切換速度越慢。

想要順利完成想做和該做的事，我們就必須達到★符號的狀態。

讓大腦處於不高也不低的適度警醒，能夠靈活切換行動的狀態。

本書將從圖表左上角依次說明。

大腦過度警醒，導致行為不斷切換的是②脫軌腦。大腦警醒程度低，無法專注於手上的工作，總是被其他事物吸引，就是⑦獎勵腦。

大腦過於警醒，只會不停思考而不付諸行動的是①待辦清單腦。

大腦警醒程度和任務的切換速度會被一起行動的人或集

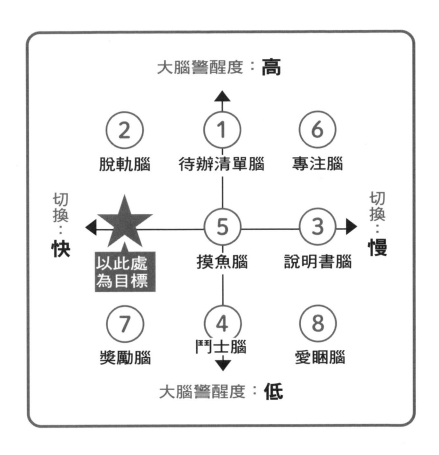

體影響，這是⑤摸魚腦。平時大腦的警醒程度過低，等死線逼近時會極度警醒，又馬上回到原來的低警醒狀態，這是④鬥士腦。

　　大腦過於警醒，使視野狹窄，眼裡只看得見一件事情，不擅長規劃進度的是⑥專注腦。大腦保持適度警醒，卻因為

害怕失敗而沒有採取行動的是③說明書腦。另外，大腦警醒程度低迷，行動切換緩慢的是⑧愛睏腦。

為了讓大腦發揮最佳表現，首先得讓大腦保持適度的警醒狀態。有了良好狀態，再依據情況改變行為，就能讓工作順暢地進行下去。

不論你是哪種類型的拖延腦，都建議先嘗試序章裡介紹的，讓大腦進入適度警醒狀態的小實驗。第1章到第8章，則針對每種類型提出解決方案。請依照自己當下的拖延腦類型，進行對應的實驗。

序章
·

各類型共通的
防拖延基本實驗

以小實驗來防止拖延

　　改變自己的行為，並不需要高漲的情緒。不如說情緒一旦高漲後，身體反而會動不了。「我從今天開始要戒掉拖延！」像這樣的宣言是不行的，鼓足幹勁只會適得其反。

　　請先把要做的事情想成是「實驗」。因為實驗不會有成功或失敗，只會有「結果」。得到「結果」後，再針對得到的結果，進行下一個實驗。只要重複這麼做，就能改變行為。

　　我們的行為是由神經活動的模式組成的。人的腦內是一個非常複雜的網路，根據研究顯示，使其發揮作用的法則也許並不如我們想像的那麼多。

　　過去的記憶和對現在的感覺會構成我們行動的材料。所謂對現在的感覺，是指我們透過行動獲得的數據，人會基於新數據而產生新行為。

　　例如在處理郵件時，會有很多種行動選項，例如：是否在收到郵件時立即處理，或者決定好時間再處理、何時且如何應對收到的要求。但每一次採取新的行動和處理新的

數據，對大腦來說都是很大的負擔。所以大腦會將行為模式化，以獲得大致相似的數據。

這種模式化的行為是一種習慣，但也有可能形成不理想的習慣。如果你是把收到的信不拆封地直接放在桌上的例子，要改變這樣的行為，就需要實際行動帶來的新數據。

為了不給大腦造成負擔，就讓我們做一些小小的實驗，一點一點地收集新的數據吧。這些新的數據累積起來，就能產生新的習慣。

基本實驗 1　更換口頭禪

✕ 「可是……」

◯ 「沒問題！這樣的話……」

「可是」這個詞是引起拖延的口頭禪。你是不是當有人對你提出建議，或是自己跟別人說話的時候，一開口就說「可是」呢？

就連已經拿起這本書的人，好像也會聽到一個聲音說：「可是這些實驗……」試著在收到別人的提議時，改說「你說得對！這樣的話……」吧。

「可是發生這種情況要怎麼辦？」和「沒問題！那如果發生這種情況該怎麼辦？」，兩句話相比，自己對待對方的態度完全不同。

人在使用「可是」這個詞的時候，心跳和呼吸會加快，身體進入交感神經活動占優勢的高代謝狀態。這是一種顯示自己優於對方，在生存競爭中獲勝的模式。在消極、沒有幹勁的語言背後，其實是設法逃避變化的神經在作祟。

相對地，在表示「沒問題！」的情況下，腹側迷走神經系統就會抑制交感神經系統，與對方建立信賴關係，進入集

體解決問題的模式。不會讓身體無謂地進入高代謝狀態，適度放鬆，視野開闊。情緒起伏少，能發揮高水準表現。

　　即使展現自己的優勢，行為也不會有所改變。為了改變自己的行為，試著活絡腹側迷走神經系統吧！

基本實驗 2　提高滿足感

✗ 又搞砸了，下次一定要成功！

⭘ 還挺有意思的啦！

　　想戒掉拖延卻總是反反覆覆，這類人的特徵，就是陷入名為罪惡感的甜蜜圈套。

　　罪惡感是從「下次一定能做出不同的行動」，這種對行為改變的期待感，以及沒有得到預期回報的情境設想中產生的。只要能打破這個設想，就不會被罪惡感所折磨。

　　「下次一定要」這句話，是一種想將拖延行為當作沒有發生過的表現。若是當作沒有發生過，就無法獲得感官數據來改變自己的行為。為了把這句有抹煞性質的話改掉，試著在行動結束的時候說「很有意思」或「嗯！很開心」吧。只要說出「很有意思」，自己實際行動所獲得的感官數據就會毫無保留地輸入大腦。

　　你也許會對自己的拖延有一些反省。然而，「下次一定」這個詞卻會產生一種奇妙的期待感。而「有意思」則是一個創造滿足感的詞。前者產生多巴胺，後者產生血清素。

　　雖然只是說出來而已，當人說「很有意思」的時候，如

果被問到「什麼東西很有意思？」，不管是什麼樣的事情，大腦都會從中找出有趣的部分自圓其說。這是大腦的自動運作，所以只要交給大腦，就能擺脫罪惡感的循環。

基本實驗 3　拒絕未知

✗ 一從該做的事情中解放，就馬上拿起手機

⭕ 從該做的事情中解放時，接觸自己喜歡的事物

　　當人想著「明天再做就好」時，就能從緊張的心情中解放出來。有人可能會說，這種解放的感覺讓人欲罷不能。這種解放感的本質，是由多巴胺所驅動的，讓人從「只是一種可能性的某種東西」中解放。多巴胺是一種與「期待」有關的神經傳導物質，從精神健康的角度來說，從多巴胺的刺激中解放出來是很重要的。但根據後續應對，有時會養成拖延的習慣。

　　如果只是單純用一句「明天再做」把事情延到隔天，想都沒想就拿起手機或看了好幾個小時的電視，以這樣的心態從該做的事情中解放是不行的。

　　你漫無目的靠視覺隨意瀏覽所獲得的訊息，其實內藏了「未知的可能性」。明明從多巴胺解放卻又投身於多巴胺之中，好不容易得到的解放感很快就會變成罪惡感。

　　離開多巴胺後，我們需要連接的神經傳導物質是血清素和催產素。

這些神經傳導物質，把我們現在所接觸的世界和身體連接起來。和伴侶聊天，與孩子、寵物肌膚接觸，或是投入自己的嗜好，做一些能感受到與他人的聯繫和喜愛的事情，就能增加血清素和催產素。

　　把空出來的時間用來度過一段親密時光，就不會感到內疚。就連延宕的事情，也能在之後順利完成。

基本實驗 4　四天習慣

✗ 每天都認真實行

○ 試試看只做 4 天

　　每個小實驗開始後，要經過 4 天後才會感覺到變化。人的生理節律是 3.5 天，到第 4 天才會適應現在的行動、大腦才能建立新的體制來接收新奇性的刺激。此時，小實驗會變成一個巨大的行為改變。

　　一旦產生新的行為，每一次重覆都會讓這項行為進步。即使在不同的情況，也會有不拖延直接動手的現象。這是一種稱為轉移的現象。當它發生時，我們會發現自己在日常生活的各個面向，都採取與以往不同的行動。

　　另一方面，有時即使做了小實驗，行為也不會有太大的改變。人在學習新行為的過程中，會有稱為學習曲線的表現變化。

　　當一個新的行為誕生時，我們會因為這個行為獲得的新感覺，覺得自己發生巨大的變化。然而，這些感覺也有「調適」（習慣）現象。這讓人覺得即使自己付出行動，表現也沒有提升。這個階段稱為高原期（Plateau）。

與行為不斷發生變化的時期相比，高原期容易讓人失去幹勁，可能又會出現拖延行為。高原期是大腦對感官的調適而產生的，實際上，我們的表現正在一點一點地改善。待高原期過後，又能再次感受到自己的大幅進步。新行為的誕生→出現沒有變化的高原期→高原期結束後，又能感覺到自己的進步。像這樣，只要事先了解我們的大腦和身體學習新行為的過程，就能持續進行每一個小實驗。

基本實驗 5　細分任務

✗ 想要達成至今為止都做不到的事

◯ 分析自己在哪一個階段止步

　　拖延的發生，往往伴隨著某種「不可能」。例如「沒辦法馬上做」、「沒辦法現在一次做完」、「不知道怎麼做」等。

　　為了讓這些「不可能」的事情成為「可能」，就要分解「大的不可能」，從其中可能的部分開始進行實驗。

　　行為變化取決於分析→實驗。分解問題的能力，就是防止拖延的能力。

　　例如，A 先生一直拖著不交申請書。A 先生在過去的人生中提交過各式各樣的申請書，但每一份都是截止日期逼近才匆忙交出。

　　把申請書、水電或電話費帳單放在桌上不管，又把讀到一半的書和信箱廣告傳單往上疊。等越堆越高發生雪崩，才在散亂一地的文件中發現即將到期的帳單。這樣的事情似乎一直在重複。

對這樣的 A 先生來說，一有申請需求就馬上遞交申請書是不可能的，因為這是他從未經歷過的動作。若把這個巨大的不可能當作目標，就會沒有足夠的材料進行實驗。當實驗無法成立，行為也就無法改變。

因此，我們要分解巨大的不可能。

① 打開申請書的網站頁面
② 下載申請書檔案
③ 將下載好的檔案貼上桌面
④ 按照步驟說明填寫申請書
⑤ 核對內容，確保填寫的資料正確
⑥ 完成後發送

透過這樣的分解，我們可以知道每一個步驟都不是不可能的，這樣就能進行實驗了。接下來，想想自己的行動會在哪個階段停止。

A 先生做了①，但在②前面停了下來。停下來的原因是「就算我下載檔案，現在也沒有時間全部寫完」。

我們可以知道，當 A 先生沒有時間完成全部的作業時，他就會把工作往後推。

因此我們要做一個實驗，看看自己是否能在無法做完全

部的狀況下，也能開始工作。

　　這裡要做的，是要稍微動手去做決定好的工作的實驗（第 114 頁）。請 A 先生用手機設定一個 5 分鐘的計時器，看看自己能不能把手上的工作只做 5 分鐘。結果是可行的。把填寫了 5 分鐘的文件儲存起來。

　　執行實驗的 A 先生說：「我都不知道原來還可以這樣。感覺很神奇，如果決定只做 5 分鐘，就會想再多做一點。還差一點點就可以完成，所以我後來又把它做完交出去了。」

　　像這樣結合本書列舉的實驗，會發現自己在沒有「我要改變！」的自覺下，行為就自然而然地發生改變。

✕ 拖延與否是心情的問題

⭕ **將拖延現象看作身體反應，而不是心理因素**

　　改變行為，也就是改變大腦的運作方式。

　　要改變大腦的運作，必須要有區分「自己」和「大腦」的後設認知。「後設」（meta）的意思是「更高的維度」，而後設認知是指從更高的角度觀察自己的能力。

　　人在拖延的時候會覺得「麻煩」，但如果把它當作「因為麻煩所以不去做」的心理問題來看待，就無法找到解決方法。

　　因此，本書將把「覺得麻煩」的感受（feeling）和情緒（emotion）分開思考。

　　感受是心理上的東西，我們無法確認它的存在；一個會「覺得麻煩」的人，是真的這麼想，還是其實懷有其他感受，旁人無從確認。

　　相較之下，情緒是可以由他人確認的。情緒是「覺得麻煩」時的身體反應。例如「面對眼前的問題，心跳沒有加快」、「大腦的血流量沒有增加」、「瞳孔沒有收縮」、

「支撐身體的肌肉沒有收縮」等。

　　當感受發生時，我們的大腦和身體會隨之產生一些運動。當然也有不會造成身體反應的感受，但只要它確實引起身體的反應，我們就能覺察在自己心中沸騰的感受。如果能發現身體的這種反應（情緒）並加以改變，我們就可以改變行為和感受。

✗ 用自己的感受為拖延找藉口

⭘ **說明自己能夠不拖延直接行動的原因**

　　有些人會把自己的感受作為拖延的原因，例如「我沒有動力」或是「因為它很麻煩」。說到底，誰都不知道自己為什麼會有這種感覺。

　　拖延是大腦的警醒程度和工作任務設置所造成的結果，所以讓我們省略感受的說明，用第 31 頁的圖表掌握自己的狀態吧。

　　當大腦被要求解釋原因，它會逕自找一個可以搪塞的理由來回應。拖延的藉口，其實是大腦的自圓其說。為了讓大家認識到自己是「不拖延，馬上就做」的類型，就讓我們好好利用這一點吧。與其思考做不到時的感受，不如想想自己做得到時，都是怎麼想的。

　　你能解釋一下為什麼你能夠在沒有拖延的情況下採取行動嗎？我在門診問了這個問題，大家都很流暢地列出避免拖延的理由，例如「不想浪費時間」、「還是準備工作重要」

之類。

　　這也是大腦的自圓其說，不過這種自圓其說對改善行為是好的。當大家談到為什麼能把事情做得好的時候，出現了「我從以前就很注意這方面的事」、「我是會想把這種事做好的人」這樣的發言。

　　越是做出理想行動，越要從行動中強化情感路徑，這樣才能形成對自我標準行為的認識。

✕ 還沒做好開始作業的準備

〇 **早上一起床就做做看**

假如有資料必須準備或是要念書，可以在早上醒來之後馬上就做。我們每天早上的行動都差不多，醒來後下床、上廁所、在洗臉台刷牙、去廚房吃早餐等，大概就是這樣。

把該執行的作業，加入這些自動會做的動作。

前一天晚上睡前，先把該做的工作放在書桌或餐桌上。隔天早上一下床，不做任何準備就坐在桌前翻開資料或教材。只要實際試過一次，我想大家都能發現工作進展地意外順利。沒必要在這個時間點就把工作全部做完，所以做個 5 到 30 分鐘，就可以收尾回到廁所、洗臉台等平時的動線。我們需要執行的只有這樣。

這樣一來，在吃早餐或換衣服的時候，腦海會自動浮現對工作的想法。等下一次開始工作的時候，就能從腦中已有某種程度構思的狀態開始。

起床之後的 4 個小時，是大腦在一天之中工作節奏最好的時段。反之，醒來一段時間後，反應、判斷力和記憶力都

會下降到跟喝醉酒差不多的程度。讓大腦在狀態良好的時候工作，就可以做得更快更好。

為了做到這一點，我們不妨做個實驗。試著在早上一起床就動手做做看吧！

基本實驗 9　說出口前先舉右手

✗「天啊！超多灰塵」

○ 在快要說出口的時候，就試著動動手

假如某一天，你不經意地發現桌子底下積了一層灰塵，在嘴巴忍不住大喊之前，先去拿個吸塵器或除塵拖把吧。神經連結並不是與人的發言連接起來，而是與手的動作連接。

例如嘴巴講著「要不要去放洗澡水啊」，一邊盯著電腦螢幕，等回過神來已經過了一個小時。即使是這樣的小事，也能改變拖延行為。

當腦海閃過「去洗澡好了」的念頭，請在說出來之前輕輕舉起右手。把從思考到發聲的路徑，改成從思考到手的動作。只要輕輕舉起手，就能創造一個思考要做什麼、身體立刻動起來的既定事實。

在這個階段，我們暫時不用站起來去按浴室面板的按鍵。這只是一個實驗，看身體會不會在思考之後馬上行動的實驗。從結果來看，只要身體有活動，就代表我們在大腦中開闢了一條新路徑。

接下來要做的，就是在同一天之內重複想到什麼就動手

的動作。一想到「來做點什麼好了」，就舉起你的右手。當一條新的路徑在大腦中創造出來時，只要讓電流通過這條路徑兩、三次，神經就會變粗，升級成主要路徑。

　　新的路徑晉升為重要路徑後，當「以後再做」的想法掠過腦海時，有時會突然覺得「現在就可以做」。這表示，由於情緒和身體的改變，你的感受發生了變化。

　　只要能做到這點，不管是一看到灰塵就拿起清潔工具，還是一想到要洗澡就去放洗澡水，我們都能做到。

基本實驗 10　找出想拖延的瞬間

✗ 不知不覺就正在拖延

⭕ **找出拖延的瞬間**

　　衝動性的拖延，只要靠自己意識到那個瞬間就能防止。試著從早上開始採取慣例化的行動，想必就能發現自己的拖延是在什麼時候發生的。

　　例如以為自己剛完成一項任務，卻又發現還有沒做完的事情（待辦清單腦），或是偶然找到一份離截止日期還早的文件（鬥士腦）。

　　「晚一點再說」、「這個也想做」、「我不想做這個」、「好麻煩」、「不做不行」、「還有事情沒做」、「還有時間」，當我們說出這些話的時候，也是轉換神經路徑的好機會。

　　找出自己拖延的時機，再分別進行實驗。只要自己注意到，就有機會打破巨大的不可能。

第 1 章

待辦清單腦的解決方案

有太多事情要做而拖延

待辦清單腦的特徵

待辦清單腦的特點是拖延，即使他們知道自己該做什麼。「事情多到讓人失去動力」、「光是列出清單就累了」，列出要做的事情並不會連結至行動。

結果要做的事情總是堆積如山，明明口頭禪是「不做不行」，卻什麼都不做，陷入痛苦。

大腦會不斷預測行為，並修正預測和行為結果之間的差距。所以預測得越多，越能做出順暢的行動。但如果嘴上說「我必須做」卻不付諸行動，大腦就無法修正預測與結果之間的落差。無法預測下一步行動，也就無法行動。

待辦清單腦的解決要點

- 說出完成該做的事情後自己將達成的成就
- 在沒有放置物品的地方工作
- 做出方便移動的動線
- 比起自己今天沒做什麼，想想隔天要做的事
- 在說「我必須做」之前，先決定好工作地點和使用工具之類的前置作業

✘ 列清單來讓自己感覺好一點

⭘ **劃掉待辦事項是手段，不是目的**

待辦清單腦的人容易把「條列待辦事項」和「把事情一項一項劃掉」當成目標。他們有一邊列清單一邊想「要是能不拖延就把眼前這些事情做好，一定很有成就感吧！」的傾向。

然而意外的是，實際行動時並沒有充實感，僅有完成工作的結果，腦子裡已經在找下一件應該做的事情。明明目的是改善現狀，卻不關注該做的事情已經做完了的狀況。

當然，完成該做的事情是很重要的，但更重要的是做這些事情能帶來哪些提升。若是從劃掉清單得到成就感，就會列出一堆清單，並產生一種再怎麼劃掉清單，要做的事情還是堆積如山的想法。

拖延是大腦對未知未來的防衛反應。所以，即使各種實驗結果顯示不再有拖延行為，沒有一個待辦清單腦的人會說「該做的事情都完成了」。讓我們談談另一個課題。拖延這種現象，發生的時候會讓人覺得是個大問題，然而一旦消

失，就會讓人覺得好像原本就不存在。

　　首先不要以劃掉清單為目的，試著用語言表達「做完這件事，我就能 ＿＿＿＿＿」。這是一個讓自己意識到完成應該做的事情後將實現什麼，以及可以改進什麼的實驗。

✗ 開始新的行動，心情就會變差

⭕ **將新的行動安插在例行事項之前**

　　大腦為了應對選擇新行為時產生的風險，會創造高代謝狀態，做好面對問題的準備。心跳加快，呼吸變得更快更淺。這就是我們在嘗試新事物時，感到焦慮和不愉快的原因。

　　與此相比，當我們保持平時的行動時，就不會產生高代謝狀態，大腦和身體都比較穩定。大腦的油耗表現本來就很差，所以總是以節能為目標。比起風險，大腦更願意選擇穩定。所以在完成一項不熟悉的任務後，再去做平常做習慣的事情，心情和身體都會平靜下來。

　　我們可以利用這個機制做一個實驗，就是在例行性動作之前安插新的行動。

　　例如覺得洗澡很麻煩，總是拖到很晚才洗，可以在回到家放包包的過程中，加入放洗澡水這個動作。

　　到家以後先去按浴室面板的按鈕，再把包包放下來放鬆

一下→等洗澡水放好→馬上洗澡→洗完澡以後還有很長的時間可以做自己的事，度過充實的一個晚上。為了不讓大腦意識到事情的開始，可以把事情安排在流程中，讓它在流程中發生。

　　早上起床後、回家後，還有洗完澡的行動，往往是我們的例行性動作。只要在這些時間點插入新行為，就更容易在沒有準備的情況下順利行動，而且這個新行為也會被吸收到例行性動作中。

待辦清單腦實驗 3　工作區域要有留白空間

✗ 把延後的東西放在書桌上

⭕ **留出一個不放任何東西的空間**

　　只要手邊有必要的東西，我們就能工作。試著空出一個這樣的空間，並在工作結束後清除物品。也許桌子上的東西會堆積如山，光是看著就讓人提不起勁。動力會根據桌面的外觀有所變化。

　　以大腦的機制來看，我們看到桌面時，大腦會記住桌面的空間排列，並根據這些記憶組織下一步的行動。所以配置越簡單易懂，就越容易組織出下一步行動。

　　桌上東西放太多，不知道什麼東西放在哪裡。對大腦來說，「不知道＝高風險」，所以杏仁核這個部位的活動會非常活躍。

　　當杏仁核接收到外部刺激，它會判斷該刺激是否對自己「有害」，然後打造能夠與之對抗的身體。接受了對自己來說是高風險的視覺刺激，杏仁核會使身體處於極端的高代謝狀態，可能導致呼吸困難、肩膀過度緊繃，或是身體無法動彈。而大腦會記住這些經歷，所以我們才學會拖延。

話是這麼說，但我想整理桌子仍是一件困難的事。所以房間裡的東西一定要整理好，試著空出一張什麼都沒放的書桌或餐桌。把做事情會用到的東西通通拿到那個地方，做完後，連同全部東西一起帶走。

　　家裡的話，可以選擇折疊式的桌子。公司的話，可以選擇沒有人使用的會議室之類，自己平時不放東西的地方，這樣更容易進行實驗。

待辦清單腦實驗 4　直接設定好工作環境

✗ 無法有意識地持續

○ 創造動線

　　試著改變房間的布局和物品的擺設，創造一條動作連續的動線吧。以準備證照考試的例子來說，如果你把教材裝進包包，回家以後又把包包放在客廳，直接放到第二天早上，那麼把教材從包包裡拿出來的動作就會變成一個「新的行動」。

　　試試看回到家後，直接背著包包走到書桌或學習桌前，拿出教材翻開書頁，再放下包包。在那之後的行動是自由的。有可能直接開始念書，也可能不念書。

　　這是一個實驗。

　　我覺得教材本身就是一個大腦感興趣的領域。只要翻開書頁，不知不覺就會開始閱讀。如果能做到這樣引導行動，就能獲得與學習內容相關的訊息，也更容易對之後的學習做出預測。

　　不需要特別激勵自己「今天一回家就要坐在桌子前念書！」，畢竟這只是一個小實驗。用跟新進員工介紹公司

日常工作流程的感覺，「回家以後先把教材放在這張桌子上」，讓大腦看到。這個實驗也可以用在帶回家的工作和複習功課。

　　設定好下一個工作的作業環境，這項工作就已經開始，對大腦來說不再是一個「新的行動」。這個實驗是為了驗證，如果能避免對新行動的警覺反應，是否就不會「覺得麻煩」。

待辦清單腦實驗 5 設定早晨為一日的結束

✗ 在睡前反省自己今天什麼都沒做

⭕ **將一天的結束時間設定在早上**

　　在一天的結束時，你有沒有在睡前反省過「自己今天什麼都沒做」？

　　如果把睡前當作一天的結束，浮現腦海的只會是後悔和反省。反省歸反省，卻又拿不出解決方法，隔天早上又開始重複同樣的事情。

　　我們只有在清醒的時候才有意識，所以會認為只有清醒的時候才算做一天。但對大腦來說，一天甚至包含當天晚上的睡眠。因此，我們可以根據大腦的劃分，把到隔天早上的時間看作是一天。

　　只要試著改變一天的結束時間，應該會發現一些事情。

　　把睡前當作一天的結束，不只會反省「自己今天什麼都沒做」，隔天醒來的時候也會以「有一堆事要做」的思考開始新的一天。早上一起床就要承受彌補進度的壓力，可能會因為「不想起床」、「想多睡一會兒」的心情而睡回籠覺。

　　但如果把一天的結束設定在早上醒來的時間，就會有意

識地思考如何迎接早晨。為了明天早上起來有精神工作，還會在睡前做一些提高睡眠品質的行動。大腦在睡眠期間的活動會整理資訊，讓我們在醒來的時候更好規劃工作，也能想到一些好的做法。因為可以有一個新的開始，就會想「今天要用什麼樣的方式去做呢」，比起從壓力中開始的早晨，心情會輕鬆許多。

待辦清單腦實驗 6　防止清單變長

✗ 把待辦清單一個一個消化掉

⭕ **避免需要列入待辦清單的行動**

與其處理課題，不如思考防止它發生的方法。

如以完成一個課題為目標為例，若是拖延一直都沒有完成的話，那同樣的課題就會再次出現在待辦清單中。這樣一來，清單上的項目就會增加。寫滿待辦事項的清單，會被大腦看作是高風險。那麼讓我們思考一下，「該怎麼做，下次才不用把這個課題列在清單上？」

例如「寫電子郵件給 ×× 先生」這個任務，如果是收到郵件就馬上回覆的一連串動作，下一份清單就不用再列入。

如果需要提交納稅申報表，就把申報日定下來並納入行程。網路購物的時候，把那天當作是「採購日」，決定是要當天挑好還是「只看不買」，用跟出門逛街一樣的時間完成。

試著用不讓課題出現在待辦清單的方式行動，下一份待辦清單的項目就會更新。不讓同樣的項目出現在下一次的

清單上，藉此促進自己的行為改變，才是待辦清單原本的用法。

　　寫好待辦清單後，問問自己：「這些項目裡，有哪些是下次不用寫進清單的？從那些項目開始做做看。有哪些項目是可能會寫上去的？要採取什麼樣的行動，才能不這麼做？」

　　用這樣的自問來改變自己的行動吧。

待辦清單腦實驗 7　讓事情變得可以預測

✗ 拿出幹勁做事

⭘ 把討厭的工作變成可以預測的課題

　　清單腦的人基本上都是出於義務感而行動，所以容易變成「該做的事」→「討厭的事」。即便如此，還是會覺得「我必須做」而行動。

　　到那時，如果發現「要做的事情太多，不知道從何著手」，或是「不知道該走什麼樣的程序」，就會停下腳步。

　　所以，為了讓大腦更容易做出行動預測，處理問題時應該先決定好工作地點、使用工具、工作時間段、工作姿勢、工作時的服裝等。

　　大腦面臨的選擇越少，對未來的預測就越準確。面對無法預測的巨大不可能，只要做出許多小的不變，就能在不可能之中增加可能部分的比例。

第 **2** 章

.

脫軌腦的解決方案

開始沒多久又跑去做別的事，
沒有一件事情是做完的

脫軌腦的特徵

　　脫軌腦的人有一個特點，就是明明已經開始做該做的事情，但一想到別的事情就馬上中斷，把手上的的事拋到腦後。「那個想做，這個也想做」，如果每件事都出手，就會忘記原本該做的事。

　　我們行動的時候，大腦會分泌多巴胺。多巴胺是一種神經傳導物質，它可以促進身體的新陳代謝，讓身體進入準備好的狀態（產生動力）。

　　但若是多巴胺分泌過多、迅速陷入枯竭，就會變得無法控制自己的行為。

　　該做的事情雖然會馬上動手，卻一下子又就開始做別的事，結果半途而廢的工作堆積如山。

脫軌腦的解決要點

- 決定當天的第一個行動並遵守
- 制定對策抵制誘惑
- 縮小範圍，減少該做的事
- 察覺衝動性的行為
- 不要太以周遭為優先

脫軌腦實驗 1　先想好拒絕的理由

✗ 一正式來就輸給誘惑

⭕ **決定好如何應對誘惑**

　　明明知道自己該做什麼，也理解該採取什麼樣的行動，可是一旦開始做，就會敗給誘惑做出別的行動。這跟意志無關，是戰略的問題。問題在於沒有預料到誘惑，所以要提前做好應對誘惑的準備。

　　當你坐在辦公桌前準備制作資料，打開電腦，螢幕顯示了一則健身用品廣告。於是，你在閱讀商品說明和評論的過程中產生欲望，送出訂單，想說買來用用看。然而商品送達後，卻一直未拆封。

　　如上所述，當我們面對不得不完成的課題——也就是難以預見的未來，就會衝動地選擇不期望的行動。

　　以此為前提，衝動的行為是針對提示的刺激所觸發的反應，我們可以試著改變刺激與行動之間的連接。

　　先把無法戰勝的誘惑想成很難拒絕的聚餐，想想拒絕的方法吧。只要事先準備好拒絕方法，就能在突然收到邀請時順利拒絕。

① 說出決定好的台詞：「抱歉，再次再約我。」

② 逃避：避開可能會被邀請的場合

③ 準備另一件要做的事：有一個經常參加的講座

按照上面的例子，準備應對誘惑的行動。

① 給自己的煞車台 ：「現在做得正順」

② 逃避：不連網路直接開始課題

③ 準備另一件要做的事：離開位子補充水分，再坐回辦公桌。

像這樣事先準備好行動，就可以在那個情況拿出來用。只要每一次都拿出來抵擋，我們就能對誘惑失去反應，被強烈誘惑的感覺也會消失。

脫軌腦實驗 2　把要做的事先說出來

✕ 打開網頁，結果看起跟目的無關的頁面

〇 打開網頁前，先說「我要查〇〇的資料」

　　使用網路搜尋的時候，可以先用嘴巴說「來查〇〇的資料」再開始。

　　有時候一點開網頁，卻看起跟原先要做的事情無關的頁面。這麼一來，不只花時間看不相關的東西，想起一開始要查的東西也需要時間，工作時間就會大幅延長。搜尋之前先把要做的事情語言化，大腦就能明確預測接下來要做的事情。

　　寫電子郵件、看天氣、購物等，把日常生活中的每一件事都化作語言再上網，就能以自己為主體來行動。

✘ 高效率地使用雙手

⭕ **不要雙手都拿東西**

　　手上已經有東西，另一隻手又拿著下一個作業需要的工具。如果這是你一直以來的標準行動，來試試不要兩手拿別的東西的實驗吧。

　　要是覺得自己的行動很快就會脫軌，那一定是因為兩手拿著不同東西。

　　吃飯時右手拿筷子，左手拿智慧型手機。一手喝咖啡，一手看報紙。手上拿著未開封的信封，又去拿桌子上的東西。試著改變這些生活中習以為常的行為，大腦接收到的感官數據就會發生變化。右手拿筷子，就讓左手扶盤子。

　　喝咖啡的時候，不碰別的東西。如果手上拿著未拆開的信封，直到開封為止，不把手伸向別的東西。像這樣，只要不讓雙手同時拿著別的物品，就能建立逐一完成每項作業的心態。

　　當我們不再用空出來的手拿東西，腦內對刺激的抑制就會發揮作用。

當大腦把智慧型手機看作視覺數據時，腦內會冒出「好想刷 SNS」、「可能有新的郵件」、「也許有什麼新聞」的想法，這些想法都是在活動空出來的手時啟動的。

　　它為「伸手去拿看到的東西」這種原始反應，增添了合理的動機。

　　試著把伸出去的手收回來，你會發現自己的想法發生變化。不讓空出來的手伸出去，對控制自己的行為有重要的作用。

✗ 惰性上身就開始拖延

◯ 感覺行動快脫軌時，先吐氣 6 秒鐘

　　遇到誘惑或意想不到的情況時，如果沒有事先確立行動計畫，很難避免衝動行為的發生。拖延並不是懶惰，而是突然出現預測之外的行動選項，一時衝動選了意外行動的結果。我們可以用和衝動購物同樣的措施來防止拖延。

　　該怎麼做，才能避免衝動購物？若是店舖購物的話可能就可以離開現場，網路購物的話，就先跳脫那個頁面去瀏覽其他商品，驗證自己是否還想要它。

　　其他一時衝動選擇的行動，也可以運用同樣的方法。例如放下想刷 SNS 而拿在手上的手機，走去別的地方看看，就能意識到自己現在該有的行動。

　　如果能感覺到自己衝動的過往經驗，我們就能控制衝動。衝動的行為需要高心率和快速呼吸。相反地，如果降低心跳數和呼吸頻率，就無法做出衝動行為。

　　當你感覺對別人說的話，或者螢幕上顯示的訊息等刺激快要做出反應時，先試著吐氣 6 秒鐘。吐氣 6 秒後，空氣會

自然進入吐完氣處於負壓的肺部，接著吸氣 4 秒，進行「10
秒呼吸」。

　　人在衝動行事的時候，有時會屏住呼吸。呼吸是從吐
氣開始的。透過吐氣排出肺裡的空氣，自然地開始呼吸，心
率就會下降。試著觀察自己現在的呼吸。如果把意識放在吸
氣，心率容易加快，所以請做從吐氣開始呼吸的實驗。

不要頻繁確認手機訊息

✗ 三不五時就用智慧型手機確認郵件和社群媒體

〇 頻繁確認，只是讓自己知道又有一件事情被延後處理

　　讓我們用後設認知來思考一下，不斷檢查工作業務往來的人和朋友是否上傳新貼文帶來的結果。就會變成下面的情形：在無法立即回覆的時候用手機查看郵件，不能當場處理的事情就會增加。明明現在沒辦法處理，卻又確認之後該做的事情，等於自己創造了一個拖延問題。

　　經常檢查只是不斷給自己施加壓力，並不能提高工作效率。

　　假如只在可以確實處理的時候點開信箱和社群媒體，很多人一天大概只能確認兩次。改成每天上午和下午各處理一次，你會發現實際上並不會有什麼問題。

　　拖延是衝動而起，所以要避免容易產生衝動行為的環境條件。電子郵件、簡訊、討論串之類，是讓我們在做事時產生衝動行為的典型刺激。

　　為了不落後周圍的動態，一有訊息就回，結果拖到自己

的工作。到最後，會為了趕上周圍的流程給自己的工作增加負擔，所以試著改變一下想法吧。

　　不要以周圍的流程為主體，而要以自己為工作的主體。只要完成自己的工作，就能立即應對周圍的狀況。按照這樣的思路，工作時就把訊息的通知關掉，設置一個沒有干擾的環境吧。

✕ 一想到就拿著東西四處走動

⭕ **即使在吃飯時想起什麼事情，也先吃完再說**

　　把想到的事情暫時儲存在腦中，以完成眼前工作為先。讓這個行為變成可能的，是工作記憶這個儲存功能。當工作記憶能力下降，不僅工作效率降低，行動也會一直變來變去。

　　手上的東西做得正順，卻想起別的事情並付諸行動→把工作會用到的東西放在別的地方→東西就這樣忘在那邊，重新開始工作的時候，必須從找東西開始。如此一來，就會生出一個都無法完成的行為。

　　所以手上拿著東西的時候就先停下來，等完成那項工作再說吧。

　　吃飯是比較好做實驗的時候。

　　我們常常會在吃飯的時候，想到一些還沒做完的事情或新的點子。因為吃飯時，口腔內的感覺和肌肉運動等身體感覺的明確數據會傳遞給大腦，並藉由預設模式網路將腦內的資訊匯總起來。如果在這個時候想到，你可能會拿起手機搜

尋、開始查資料。不過,讓我們來做一個不中斷吃飯的實驗吧。

當我們試著繼續吃飯,就會覺得好不容易想到的想法沒被實行而感到焦急。不過,繼續吃飯的話,腦內的想法會更進一步彙整,也能從其他視點重新捕捉,想到的內容會更上一層。中途不間斷地完成行動,可以抑制能量消耗,集中精力思考,還能強化工作記憶。

脫軌腦實驗 7　動一動增加多巴胺

✗ 努力坐著保持專注

○ **做事前先跑個 5 分鐘**

　　恢復注意力所需的時間，只要 5 分鐘就足夠。假如覺得注意力開始渙散，可以先跑個 5 分鐘，再坐在辦公桌前處理問題。這是一種利用運動增加多巴胺，多巴胺遮蔽其他感覺資訊，使人能夠集中精力解決眼前問題的機制。

　　遠距工作的話，工作前稍微跑一跑也許會比較容易進入狀況。如果有在使用穿戴式裝置，可以把 220 減去年齡的數值當作最大心率值，將心跳數提高到上限。就算不能跑步，也可以做個 5 次深蹲之類，稍微提高心率再去處理問題。光是這樣，就能感覺自己更容易集中精神。

第 **3** 章

·

說明書腦的解決方案

不知道怎麼做而拖延

說明書腦的特徵

　　說明書腦的特徵說明書腦的人過度依賴使用說明書，無法依自己的判斷來行動而導致拖延。不知道該做的事情該怎麼去做，因思考停止而拖延，是說明書腦的特徵。

　　除此之外，他們大多需要時間做好準備，摸索適合的作法。是小心謹慎或容易疲累的人容易成為的類型。「無法充分理解就會感到不安，不想採取行動後失敗。」懷着這樣的心情，怎麼也踏不出第一步。無法行動的人，腦內接收過多從媒體等發出的「不伴隨體感的資訊」，用來選擇行動的訊息偏向言語，身體感受到的感覺資訊不足。

　　來自身體的感覺資訊不足，大腦就無法計畫具體的行動。

說明書腦的解決要點

- 以自己為主體制定行動計畫
- 不要花時間準備
- 不要被還沒有發生的失敗和只有言語的資訊束縛
- 如果心裡不踏實,就報告事情的進展情況
- 積極處理突發性的工作

說明書腦實驗 1　練習自行判斷

✗ 做別人交代的事

⭕ **確保從頭到尾都可以根據自己的判斷完成的工作**

　　說明書腦的人收到指示時，如果對方沒有說明該怎麼做，容易一瞬間大腦當機。他們很在意上司和家人會怎麼說。或是為了，不被「道德魔人」這種實際上並不存在的的存在盯上吧。

　　但是，我們不一定每次都能得到仔細的指示。你可能會被要求做一些以前沒有做過的事情，或者被要求為下週就要開始的新計劃做準備。

　　研究表明，當我們以自己的判斷來進行被指示的行動時，更容易發生讓人感覺事情進展順利的「心流體驗」。

　　當我們進行一個從頭到尾都能自己策劃和決策的任務時，做完之後的感覺，會藉由「轉移」衍生出其他的行動變化。比起防止拖延本身，只要轉移行動，就能輕易避免拖延。

　　回顧過去的資料，或者做過的類似努力來開始行動也是一個好主意。如果是過去的題材，由於結果明確，對失敗的

不安就會減少。不知道怎麼做的時候，也可以去跟下達指示的人確認。例如「這件事情我打算這麼做，這樣合適嗎？」，但主體終究要靠自己來建構。

把與他人評價無關的地方，可以自己做判斷的任務徹頭徹尾地完成，獲得能夠擊敗「道德魔人」存在的感官數據吧。

✕ 不多查一點資料就沒辦法做

〇 **把查資料也納入正式工作中**

　　準備資料需要大量的訊息，包括必要的和不必要的。假如你覺得自己無法著手準備資料，是因為沒有足夠的時間上網搜尋、看書、聽別人說話，那就在分配好的資料製作時間裡加入收集資訊的工作吧。

　　如果將閱讀、分析、檢視等任務全部包含在準備資料的過程中，只要分配好工作時間，就能切實地推進工作。

　　嘗試在分配的時間內工作，你會發現可以簡化工作，例如「就算沒有完成準備，直接開始正式的資料製作不是更好嗎？」一旦實際開始工作，就更容易根據感官數據做出預測。要是覺得必須從一開始就制定計劃，那就把制訂計劃也包含在正式工作中，總之先製造出正式開始的既成事實。

　　想到要製作資料的時候，可能會因為電腦不好用、麻煩而拖延。或是安裝太多應用程式、建立太多資料夾，使電腦這個工作場所變成有太多其他工作選項的環境。

　　假如你發現自己會下意識地認為「不這樣就無法開始工

作」，試著用現有的東西做個實驗吧。

　　例如用筆在手邊一張紙的背面塗鴉，你也許會驚訝地發現，即使沒有準備自己也能開始工作。

　　當直接開始工作，你會發現原本以為的大事都變得很容易。如果覺得接下來要面對的課題充滿挑戰，那就當作是大腦的預測不足，從動手的作業開始，把感官數據收集到大腦裡吧。

✗ 怕自己做不好

⭕ **從前一個動作的回饋開始下一個行動**

　　對於接收到的指示，你是否強烈地認為「必須做好」、「不能失敗」？有人可能會為了避免失敗而精心準備，一旦覺得「失敗了」，思考就會停止。

　　假設你害怕失敗，那就做一個實驗。試著去想，這不是失敗，只是大腦中出現了與預測不同的感覺。

　　用行動獲得的感覺來修正下一個行動，大腦是以這樣的回饋系統來運作。預測與實際感覺的差距越大，越會被大腦視為「失敗」，但只有不斷獲得不同的感官數據，行為才能進步。人類的行動並沒有成功或失敗，而是為了下一個最佳行動而持續收集資訊。只要試著這樣想，就能避免過度緊張。

　　過多的視覺和語言訊息，是造成「失敗了」這種感情的原因。看了照片，聽了別人說的話，就被那個事物吸引。但實際嘗試之後卻完全不同，我想大家都有過這樣的經歷。另一方面，本體感覺、觸覺、溫度感覺等身體運動的感官數

據，由於預測數據與實際數據之間不會出現差距，所以不會產生「失敗了」的感受。用活動身體來獲得親身體驗的資訊，就不會害怕失敗了。

　　若要收集資訊以避免失敗，請動手做一些進度再查詢吧。先有身體的運動數據再得到視聽覺資訊，讀取資訊的方式就會改變。因為預測和實際之間的差距變小，失敗也就不再那麼可怕。

✕ 發現有事情還沒做完就會失去幹勁

⬤ **再次進行，是產生滿足感的核心**

　　以為已經「結束了」，卻還有沒做完的事情；明明覺得「完成了」，卻要再來一次。這種時候，可能會失去動力和產生拖延。為了提高「重做」的能力，我們可以在日常生活中創造一些能夠應對重新來過的動作。例如，像是在洗碗的時候，為了避免雙手粗糙而戴著橡膠手套洗，洗完摘下手套後，發現還有一些盤子沒有端到餐桌上。你又得試著在這種情況重新戴上手套。不管有沒有動力，感官數據都會透過動作輸入大腦。工作上也會遇到這樣的情況，本該完成的資料中有一部分的訊息不足，或是明明提交給對方了卻被要求重做。當你覺得「又有事情要做了」、「好煩喔」，就趕快命令自己的手，讓手動起來吧。

　　即使很難轉換心情，但有可以按預想來行動的手，所以用動手來收集數據。這裡也是，比起視覺外觀和語言，身體的動作和感覺更能起到重新開始工作的重要作用。

　　講究工具的觸感和是否好用，並試著用自己喜歡的工具

工作，那種想要再次觸摸它們的感覺，有時也會幫助我們重新開始工作。正是這個重新來過，帶來工作真正完成時的滿足感。

重做，是把 80 分的東西變成 100 分的工作。一開始，多巴胺的作用讓我們期待高漲，產生動力，猜想自己能做到。如果最後只做出 80 分，多巴胺的分泌就會顯著降低，因為大腦得到的獎勵比預期的還低。

另一方面，重做的過程雖然會比較不情願，但得到 100 分的結果時，血清素就會增加，產生滿足感。比起虛假的期待，還是選擇現實的滿足吧。

說明書腦實驗 5　坦然承認自己未知的事物

✕ 不想被人說「你不知道嗎？」

◯ 試著說「我不知道」

「我一定要把錄影的節目全部看完，所以都沒有時間睡覺。」諮詢的時候我經常碰到這樣的問題。當我和個案一起思考，為什麼一定要輸入那麼多的資訊時，得出的理由是「我覺得自己應該要知道」、「只有自己跟不上別人」。

如果自己的行為動機是來自他人的評價這種外部動機，就會害怕他人的負面評價，使自己的行動受到支配。

有一個實驗，可以讓你從別人那裡找回自己無可取代的時間。不要試圖去回答「為什麼？」和「你知道這個嗎？」，改說「我不知道。」試著說「我不知道」，就能覺得從被追問的心情中解放出來。

至於為什麼不需要知道，在此為各位介紹一項研究。

認知科學家托馬斯·蘭道爾（Thomas K. Landauer）的研究，表明了我們能從學習中獲得的知識容量。假設人生 70 年間以一定的速度持續學習，根據計算，我們能持有的資訊量大約是 1GB。以筆記型電腦來說，即使是容量很小，也有

120～250GB，可見我們能擁有的資訊量是多麼地少。

　　無論輸入多少資訊，都只能獲得 1G 左右的量，那麼對方也是一樣。如果覺得一群 1G 人互相比較誰知道得多很蠢，就大膽地說「我不知道」吧。

　　我們對未知事物的恐懼，是由人際關係中「掌管信任的腹側迷走神經系統」的抑制解除，以及「掌管競爭的交感神經系統」的作用所引起。為了顯示自己的優勢而在競爭中獲勝的交感神經系統，終究只是突破危機狀態的系統，並不是隨時啟動的系統。若總是為了跟上「什麼」而緊張，就無法在真正的危機狀態使用該系統，反倒延誤了自己的重要任務。

說明書腦實驗 6　表達自己目前的進展

✗ 什麼都還沒做

⭕ **把目前做了多少，用語言表達出來**

　　「假設目標是 100，那我現在做到哪裡？」感覺上的數值也可以，總之先把進度數據化吧。重點是不能用「0」。如果對為拖延而煩惱的人問「現在做到什麼程度了？」，肯定有不少人斬釘截鐵地說「0」。

　　用「0」來宣布自己的拖延程度，腦中將產生變化。腦內的痛覺會發生反應。在一項針對這點的研究中，當受試者必須用數學題來解決討厭的任務時，研究人員使用功能性磁振造影掃描出受試者想像那個問題時的腦部影像。

　　結果證實，大腦掌管疼痛的區域變得活躍。而當受試者實際解決討厭的任務，痛覺中樞的作用就下降了。

　　換句話說，推遲討厭的任務對大腦而言是一種可怕的懲罰，只要動起手推動進度，大腦就能從懲罰中解脫。

　　考慮到這一點，讓我們把課題的進度用 1 到 100 的數字來化成語言。假如現在的進度是 2，試著用語言表達 2 比 1 多了什麼進展，就可以明確知道如何才能達到 3。大腦會因

為「什麼都沒做」這句話而無法預見未來。要是無法預測，大腦對威脅的防衛反應就會延後，導致腦內產生疼痛。為了不威脅到自己的大腦，用簡單易懂的數字告訴它現在的位置吧。

說明書腦的人當中，有些人對讓對方知道自己做到什麼程度抱有牴觸。如果你不願意讓別人看到自己做一半的事情，可以試著做一個改變動機的實驗。

「我覺得現在還不是可以給別人看的階段，所以一直沒有把手上的資料送出去，結果截止日期越來越近，沒趕上死線。明明是想提高工作品質，卻被唸不能遵守期限就沒有意義。」

也有人在諮詢的時候說，當你想「重視工作品質」，這項工作的動機就是為了得到他人的高度評價，也就是說，是由外在動機驅動的。

在外在動機的驅使下工作，一旦得不到預期的報酬，就會一下子失去幹勁。所以，試著用內在動機來工作吧。

以整理資料的工作來說，資料是用來讓閱讀的人理解而整理的，那麼只要能讓對方理解，也許就不需要那份資料。資料畢竟只是與對方共享目的的工具。以「共享」和「共鳴」為目標，就能從外在動機的高代謝狀態，形成內在動機的最佳代謝狀態。

讓對方理解的最快方法，就是聽取對方的意見。當資料完成 20% 左右，已經能傳達自己的態度或意圖，就先交給對方吧。如果能得到對方的意見，就接近了讓對方理解的目的，也能讓大腦對工作有個預期。

有時候目的並不是要和對方一起拿出有成果的文件，也有可能只是一個必須提交的東西。也有人說：「這只是備用的資料，也知道該怎麼做，但就是很難著手，一開始做就會在意細節，花了很多時間。」這種情況下，不妨想想如何才能避免這項任務的發生。如果從未想過為什麼將其作為例行任務來執行，那麼，分析一下產生該作業的原因和目的，也許就能減少一項被拖延的任務。一起來改變對待工作的方式吧。

說明書腦實驗 7　以自身感覺來行動

✕ 不事先調查就無法行動

⭕ 行動需要的不是語言資訊，而是來自身體的感覺資訊

選擇一個行動的時候，有大量的資訊就比較容易做出選擇嗎？很多時候並非如此。不如說，可能會因為不知道的專業術語或過多的資訊而無法行動。或者明明只是聽過，卻被感興趣的術語所吸引，例如「無添加」、「有機」、「無麩質」之類，選擇了不需要的行動。

實際上，僅憑視聽覺的語言資訊來選擇行動，並不是靠自己的力量做出選擇，而只是受到他人影響，模仿他人的決定。

不要被語言帶來的資訊左右，根據以往的經驗或是新的實驗，取得身體的感覺數據後再選擇行動吧。

第 **4** 章

鬥士腦的解決方案

就是要拖到最後一刻才有動力

鬥士腦的特徵

鬥士腦的人有一個特徵，就是因為有成功趕上死線的經驗，所以會覺得「還有時間」而拖延工作。總是在截止日期逼近時焦急痛苦，然而當事情一過，卻又一臉沒事地重複同樣的事情。有的人老是有很多任務，由於時間管理不當，結果每次都拖到最後一刻。

鬥士腦的人，在截止日期前會形成一種交感神經活動過度高漲的狀態，並把這個狀態認為是工作進展順利。

但實際上，過度的交感神經活動會導致效能下降。當你意識到自己做得很好時，你就會自己製造過度的緊張。出於反彈，大腦會處於過度低活動的狀態，選擇反覆劇烈起伏的行動。劇烈的起伏會消耗大腦和身體的能量，使我們推遲本應能夠輕鬆完成的事情。

鬥士腦的解決要點

- 檢視預期的工作時間和實際花費的時間
- 讓動作連續
- 事情不要只做一半
- 避免一廂情願或是過度樂觀
- 提升行動力,想到的事情馬上付諸行動

鬥士腦實驗 1　先統整計算工作所需時間

✕ 使用時間管理 app

◯ 先計算一下自己工作所需要的時間

　　你可能會覺得，是自己不擅長時間管理才搞得每次都火燒屁股，並試遍各種工具。著重時間管理的日誌、日程表、任務清單管理 app、手寫桌曆等，明明辦公桌和手機都塞滿了時間管理工具，卻還是被死線追著跑。

　　這種情況，首先要做一個「計算每項工作所需時間」的實驗。即使有時間管理工具的輔助，工作績效也不見改善，因為問題不在於時間管理能力。就算把時間管理好，面對一個接一個的任務，如果不知道哪一個任務會花多久時間，一單位是多少，就無法在規定的時間內完成。

　　記錄自己行動所需要的時間，了解自己的一單位是多少，先從這個實驗開始吧。

鬥士腦實驗2　實際執行後要修正當初預估的時間

✗ 不擅長估算時間

〇 估算所需時間，結束後再修正

　　鬥士腦的人之中，有些人會認為自己不擅長估算做一件事情需要多少時間。原本以為 2 小時就能完成的工作，居然用了 4 小時，結果，就在最後一分鐘。這樣就沒辦法利用時間這個資源了。

　　不要認定自己擅不擅長，而是要知道行動的一單位長度，實驗看看空閒時間可以塞進幾個行動。

　　先從洗澡、洗臉等日常活動來衡量。在和往常一樣行動之前，打開手機上的碼錶即可。這麼做，就能清楚知道「想悠閒洗澡」的「悠閒」是多久。如果平時洗澡時間是 10 分鐘，而悠閒洗澡時間是 30 分鐘，就可以按照「今天想消除疲勞，就用 30 分鐘方案」、「晚上還有其他要做的事情，10 分鐘方案就好」等目的來分配時間。

　　做到這一點之後，接下來就在工作場合進行實驗。檢查電子郵件時打開碼錶。查閱資料時打開。製作文件時打開。用這種感覺去計算每一項任務所需的時間，就能明白自己一

天的時間是如何構成的。

　　既然知道了一項任務的時間單位，我們就可以在空閒時間裡加入一些工作。「離出發還有 30 分鐘。40 分鐘的工作會中途喊卡，15 分鐘的工作的話，應該能做完。」這樣選擇，即使是零碎時間，也能完成自己該做的事情。

　　這個實驗可以讓我們發現一件事。那就是，比起用碼錶精準測量，當我們對事情做出模糊的估算時，情緒會更加振奮，也更疲累。多巴胺帶來的期待感，會使我們陷入不必要的高代謝狀態而筋疲力盡。能夠意識到這點，就不用再被「不擅長估算時間」的想法限制。

鬥士腦實驗 3　比預定期限更早完成

✕ 設定一個大概可以完成工作的期限

⬤ **在期限之前完成**

　　比預定的時間還要提早完成工作，對大腦來說是一種意想不到的獎勵。得到獎勵之後，大腦會分泌多巴胺，將帶來回報的行為加以強化。把在期限之前完成的行為強化，就能有效利用多巴胺作用所帶來的高度專注力。習慣了鬥士腦實驗 2 之後，在給自己設定截止日期時，試著做個實驗，在實際能完成的期限之前做完。

　　當你習慣這項工作，你將能夠更快、更有效率地行動，自然能在截止日期之前完成它。像這樣為生活小事創造能夠提前完成任務的條件，就能藉由多巴胺強化學習，在其他行動中也會發生轉移現象。

鬥士腦實驗 4　開完會先稍微做一下會議上的事

✗ 開完會就接著做下一個工作

⭕ 先把會議上決定好的事項稍微做一下

　　工作會議結束後，直接把會議上決定好的事情先稍微做一點。例如啟動文書或簡報軟體，哪怕只是標題或一行字，命名後儲存檔案。

　　這樣做，對大腦來說這項工作就會「繼續」下去。大腦將身體的一系列動作儲存在前扣帶迴、運動輔助區等處，等需要時再次輸出，省去每次計劃動作的麻煩。這「一系列動作」會連續到什麼程度，是決定是否會發生拖延的分水嶺。

　　若把會議結束前的流程儲存為「名為會議的一系列動作」，那麼接下來的資料製作就成了其他任務。開始一項任務時，由於必須策劃新的行動，大腦的預測會變得模糊。作為對不明確未來的防衛反應，拖延就會發生。

　　反過來，把決議事項打個一行字的動作一併儲存為「會議」，預測就會變得清晰，防止防衛反應。這並不是要一口氣完成。目的是讓大腦稍微看到前面的展開。

日常生活中比較容易嘗試的是晚餐後的實驗。吃完晚餐不想洗碗，覺得麻煩，那你的大腦會把吃完為止的時間都儲存為「晚餐」。所以我們要把吃完飯以後的行動加進「晚餐」，重新儲存。

　　吃完晚飯，先拿一個盤子去流理台，把盤子洗乾淨擦乾，收進碗櫃。把到這裡的動作儲存為「晚餐」，之後採取什麼行動都是自由的。你肯定會發現，洗碗不再像以前一樣麻煩了。

鬥士腦實驗 5　確實地完成每一件小事

✘ 每件事都只做一半，生活漫無目的

⭕ **把每一件小事一件一件地完成**

對鬥士腦的人來說，細微的成就感可以防止拖延。

試著去意識「動作告一段落了」這件事，一個一個地結束。例如回到家的時候，與其把脫下來的鞋子扔在玄關，不如把脫下來的鞋子擺好。其他還有把包包關好，把零食盛在盤子裡不要直接從包裝袋裡吃，手機用完就插上充電器等，讓大腦更好理解每一項工作的「結束」。

完結一個動作，行動的預測就會變得容易。對日常行動有了頭緒，那麼即使工作被無關的事情插隊，也不會馬上著手，而是會想「做到一個段落再看看」。

這是因為完成一系列動作消耗的能量更少。把動作完成，就不需要記住「過程」的動作了，因為記住這些東西需要花費很大的精力。用這個方法實際感受到的是一種暢快感，因為動作已經完成了，所以心情舒暢，不會過度興奮，思緒平靜。試著在日常生活中確保這種暢快冷靜的狀態吧。

也許有人會認為，這與鬥士腦實驗 4 中「先把會議上決定好的事項稍微做一下」的實驗互相矛盾。這兩個實驗都是為了更容易預測，但是戰略不同。實驗 4 向大腦展示了即將發生的事態的預告片。實驗 5 則是減少行動的選擇，防止大腦在意做到一半的工作，佔去儲存空間。完成工作，減少選項，就能毫不猶豫地開始下一項任務。

✗ 在 SNS 寫上你獲得的成就

⭕ **重新設定對自己而言的「充實」**

　　不要去追求別人的肯定，以成為理想的自己為目標，控制自己的行動吧。如果問那些為拖延所苦的人「什麼時候是你進展順利的時候？」，很多人會回答「過了心想事成的一天」。

　　也就是說，感覺自己好像成為自己所追求的樣子而喜悅，這就是活著的目的。

　　另一方面，在拖延的時候，很多人會說「大家都做得到，只有我做不到」、「我想成為行動果斷的人」。目的是和別人比較來評價自己，讓別人可以很好地看見自己。前者是內在動機，後者是外在動機。

　　一旦尋求別人的評價，就會在得到評價時陷入極度高代謝狀態，情緒高漲，充滿動力。但當評價低於預期時，人就會進入極度低代謝狀態，產生不安、不滿、沒有幹勁等感受。

其實「趕在死線之內完成」的優越感，只不過是工作中交感神經過度高漲的狀態持續罷了。從緊張狀態中解放出來的成就感，抵銷了「時間緊迫」的負面事實。

要是認為這是「充實」，就會在和別人的對話和社交媒體上，說自己是把事情趕在最後一刻做完的類型。雖然透過與他人的比較獲得了動力，完成任務，但即使公開說出來，也不會得到超出期待的評價，所以會感到空虛。

為了避免這種情況，請重新設定什麼對自己來說「充實」的。試著做各式各樣的實驗，讓自己覺得度過了預想中的一天，找回自己人生的主導權吧。

鬥士腦實驗 7　帶動大腦的小運動

✗ 有心想做，但身體就是動不了

⭕ 先讓身體靈活起來，習慣活動就能立即行動

　　將課題拖到最後一刻才解決的時候，很多人會說「我終於讓沉重的腰動起來了」。「沉重的腰」這個詞，會讓身體很難起身的動作在自己的腦中重現，所以請不要使用這個詞。

　　以語言資訊來說，我們所使用的語言會左右行動，所以行動會變得不穩定。為了隨時都能穩定地活動，試著改變實際活動的身體吧。

　　持續運動個三週左右，身體會覺得不運動就渾身不對勁，萌生「想動起來」的欲望。肌肉處於活動狀態時，因為身體是以活動為前提，所以會根據身體的感覺數據產生動力。

　　讓我們打造一個可以立刻行動的身體吧。如果使用髖關節抬高膝蓋的腰肌力量下降，日常生活中的動作會讓人感覺腰部沉重。

　　腰大肌的鍛鍊很簡單。

① 抬大腿運動

在地板上放上面紙盒,試著跨上去。膝蓋抬高,不要讓碰到盒子。

負重能力較強的人,可以用橡皮帶把大腿捆起來,坐在椅子上,盡可能抬高一邊的膝蓋再放下。

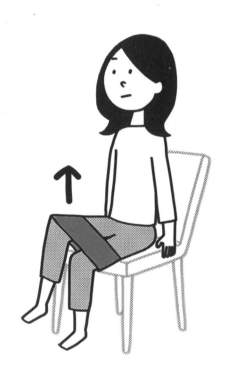

②滑雪姿勢運動

坐在椅子上,手肘彎曲 90 度。將身體重心往前移,抬起臀部。

維持這個姿勢 5 秒,坐回椅子上,重複這個動作。想要增加負重,就延長維持的時間。

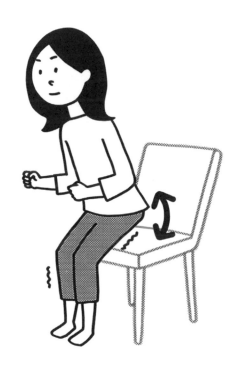

覺得快來不及了就馬上去做

✕ 想著說不定能趕上，到了最後一刻才聯絡

⭕ **感覺來不及就馬上聯繫，比延後的期限更早完成**

　　預測能力提高後，防衛反應導致的拖延就不容易發生。
這不僅是自己，對方的大腦也是一樣。

　　盡早聯繫對方，不但能更好地挽回進度，對方的士氣也
不會因為自己的聯絡受到影響，可以繼續推進工作。

　　若是不盡早聯繫，對方會因為無法預測而產生大腦防衛
反應，對今後的行動失去動力。如果事先有聯繫，而且比變
更的期限更前完成的話，因為可以預見，所以對預定的幹勁
不會降低。

　　不僅僅是工作，和朋友見面或家人拜託的事情也是一樣
的。覺得來不及就馬上聯繫，多去累積比延後的時間更早到
達的實驗吧。

第 5 章

·

摸魚腦的解決方案

旁邊一沒人就會開始懶散和拖延

摸魚腦的特徵

　　摸魚腦的特徵是，在職場等有人的地方可以做自己該做的事情，但是當身邊沒有人的時候，就會開始做起無關的事。

　　少了別人的視線，或是旁邊沒有充滿幹勁的人就會偷懶，可以說是仰賴他人來工作。在家工作效率差，還有不擅長在家學習的人都有這種傾向。

　　大腦有一種叫鏡像神經元的網絡，讓我們在看見別人的動作時，將其原封不動地於腦中再現。如果加入一個努力工作的團體，自然能變得勤奮工作，這與鏡像神經元有關。

　　太過依賴神經網絡的話，就無法創造出獨自面對問題的代謝狀態，也無法規畫行動。

摸魚腦的解決要點

- 不要被別人的評價左右
- 把他人的行動和自己的行動分開
- 比起共有場所和環境，優先共有目的
- 成為被人模仿的那一方

✗ 容易懈怠，所以必須置身團體之中

◯ 知道自己的情緒容易受到他人評價的影響

　　摸魚腦的人依賴別人的行動力和監視的目光，所以容易根據他人的評價改變自己的行為。要知道自己的感情會被他人的評價所操縱。

　　大腦有一種叫情感預測的現象，就是預測自己在面對某種狀況時，會做出什麼樣的反應。我們總是在無意識中預測自己的情感，但這種情感預測往往會受到他人評價這一資訊的影響。

　　有一項關於情感預測的研究，是在預定的短時間內，用對話在聯誼派對上找到伴侶的實驗。

　　研究表明，和知道對方簡介的小組相比，知道他人的評價（誰比較受歡迎）的資訊的小組，更準確地預測了與對方交談時的快樂程度。也就是說，自己的感受會被根據他人評價所產生的情感預測影響，並認為那就是自己原本的感受。

　　把他人的評價會操縱自己的情感作為前提來看，就可以有意識地加入符合目的的集體，打造一個脫離他人的評價，

不迷失自己目的的環境。

　　比起控制自己的行動，改變環境設定更容易改變行動。而且，一旦設定了環境，就能再現理想的行為，也能讓其持續下去。運用後設認知，注意那個環境是否適合自己的目的，早一步創造一個理想的環境吧。

✗ 周圍有人的話就會有動力

⭕ **不是場所共有，而是「目的」的共有**

　　能與他人共有自己關心的事情，是人類擁有的特殊能力。不是單純的相同體驗，而是有一起體驗過的認識。這種共有會影響自己的行動選擇，以及與他人共同完成的事情。

　　與他人共有目的時，自律神經的腹側迷走神經系統就會發揮作用。抑制提高代謝的交感神經系統活動分泌過剩，使身體處於適度清醒的狀態，在好的意義上放鬆身體，使交感神經系統發揮出比高代謝狀態更好的表現。

　　確認自己的行動是社會的一部分，對 SNS 上以相同目的行動的人的貼文產生共鳴，接觸有共同目的的團體，才能發揮穩定的表現。

　　自己並不是行動的主體，而是像拼圖一樣構成整體的其中一個。所以透過磨練自己擅長的能力，來達成整體的目的，這種想法被稱為「拼圖法」。

　　研究表明，能取得極高業績的員工，一定會把周圍的人

都拉進來，而不是讓自己獨自承擔工作。

　　試著做認知分工的實驗，讓自己承擔一項工作的某個部分，就能減少因為自己和別人完成課題的方法不同而焦躁的情況。為了推進專案，思考自己有什麼樣的職責，有意識地把自己擁有的能力集中在必要的工作上吧。

摸魚腦實驗 3　肯定自己已經完成的事

✕ 不拖延就能成為優秀的人

⭕ **以自己的充實感為評價標準**

　　當不拖延本身就是目的，就會開始和別人比較自己是否有做到。

　　「動不動就變得散漫，根本不配當一個社會人士。連說自己放假在幹嘛都覺得不好意思，感覺自己沒辦法變得像一般人那樣。」

　　像上述這類諮詢的場合，會把自己跟創造出來的「某個人」進行比較，而不是特定的誰。所謂「某個人」，是指自己應該要有的姿態的形象。

　　從別人那裡聽來的，在電視劇裡看到的，在小說中讀到的，周圍的氣氛是應該這麼做的。從這種東西創造出來的「某個人」身上，是無法獲得感官數據的。沒有數據，就沒辦法策劃與之相應的行動，所以身體不會動。

　　不拖延是為了防止因對威脅的防衛反應而無法行動，是愛護自己，不是用來滿足別人，滿足不存在的「某個人」的要求。

與「某個人」進行比較的話，就無法看到自己實際做過的事情。所以，我們可以建立一個評價自己表現的標準。

　　日常生活中，一定會有幾個動作是生活的核心。當我們能達成「這些事」的時候，就會覺得很充實。例如早上起得來，舒服地泡個澡而不是淋浴，自己做晚飯，把洗好的衣服好好收進衣櫃而不是隨便亂放，桌面上沒有放不需要的東西等。

　　做不到「這些事」的時候，就是把目光轉向他人的時候。儘管又糊塗地度過一天，但只要能觀察到自己完成了「這些事」，應該就能獲得相應的滿足感。把那些會妨礙我們完成「這些事」的動線加以改正，或者以方便完成「這些事」為前提來調整行程，設定好環境，就能保護自己的工作表現。

✘ 對不會工作的員工感到煩躁

⭘ 只是神經活動容易對錯誤的動作做出反應而已

　　在觀察機器人運動時的鏡像神經元系統的觀測實驗中，結果表明，比起自然的動作，當機器人做出稍微不自然的動作時，鏡像神經元系統的活動會更加高漲。

　　不只是機器人，觀察人的動作時也能得到同樣的結果。例如打過棒球和籃球的人在觀看比賽畫面時，鏡像神經元系統會對錯誤的動作產生強烈的反應。

　　當自己預測的動作與他人的動作稍有不同，就必須對動作進行修正或變更，鏡像神經元系統會非常活躍；和預測的一樣的時候，則不怎麼活動。也就是說，和平時稍有不同的動作更容易被大腦吸收。

　　如果為了參考他人的行動而置身於集體之中，就會把注意力集中在工作進展緩慢的人身上。

　　不僅僅是運動，感官也會傳染。實驗顯示，就算不是自己的腳，看到別人的腳被觸碰時，次級體感皮質區（S2）就會開始活動。看到姿勢不好的人，就會在自己的腦中再現以

這種姿勢工作時的感覺。

　　工作時，試著用自己的身體把感官數據傳達給大腦，以免自己的大腦被別人做出的不理想動作占據。用力收緊臀部，就沒辦法翹腳或駝背。工作姿勢會影響大腦的運轉。數位作業可以用任何姿勢進行，但姿勢不好的話，大腦用來遮蔽無用資訊的前扣帶迴就無法發揮作用。這樣一來，看到無用的網頁廣告或郵件時，就會衝動地想點開來看。現在就收緊臀部，掩蓋無用的資訊吧。

摸魚腦實驗 5　鍋子不要放水槽

✗ 東西用完就先放在水槽

〇 **唯獨鍋子不要放水槽**

　　職場上的工作，偷懶沒進展就會被人催，但如果是自己一個人生活的家務，什麼時候、怎麼做就取決於自己了。穿在身上的衣服會被別人看到，所以也許有人會好好洗衣服，但打掃和洗碗可以說是最容易拖延的家務。

　　打掃的部分，可以嘗試第 53 頁的基本實驗 9。

　　看見累積的灰塵或放在水槽裡的盤子，也許會閃過「等一下再說」的念頭。這句「等一下再說」，站在大腦的立場，正確地說就是「不知道會怎麼樣」。不知道的事情是充滿風險的，所以身體會逃避那件事情。

　　這種拖延與進入大腦的視覺資訊有關。尤其空間配置特別重要。水槽裡放的東西越多，大腦判斷出的風險就越高。

　　特別是水槽裡放了鍋具的時候，明明東西不多卻看起來很多。放比較大的碗或大盤子的時候，光是在上面放了幾個盤子就顯得很多。

　　要改變傳遞給大腦的資訊，就是不要看起來像有很多盤

子就行了，所以不要放鍋具在水槽裡。用鍋子烹調料理，盛盤後，就直接把鍋子洗乾淨擦乾，收進抽屜裡。只要把這個變成一連串的動作就可以了。光是這樣，水槽裡的東西就會顯得特別少，由於大腦判斷為「低風險」，站在水槽前一動也不動的情況應該也會減少。

　　只要水槽裡沒有鍋具或比較大的碗，就不會覺得吃完飯以後馬上洗碗很累。即使先去洗澡或做別的事，洗碗也不再那麼令人抗拒。

重新找回共有的動機

✗ 不能讓付出白費

○ 共有才是目的

　　上課學習或是取得資格證照之類，受他人影響而開始的事情，可能會覺得懶得去上課，或是拖延提交的東西。這種時候，就用實驗來重新審視一下動機吧。

　　明明是自己喜歡的事情，卻覺得負擔沉重。這個時候，是陷入一種「不能讓付出白費」的思考。錢都花下去了，就必須做，才不會讓花的錢白費——這樣的設定，是被過去的自己「逼著做」的被動性任務設定。如果是被其他人（在這種情況下，是過去的自己）逼迫，因為害怕做不好時的懲罰，會過度使用交感神經系統來迴避危機。只是交感神經系統的活動消耗很大，無法那麼長時間地持續運作。經過一個月左右，交感神經系統的功能下降，被交感神經系統抑制的背側迷走神經系統的活動就會開始顯露。

　　對於無法對抗的課題，背側迷走神經系統會以維持生命為最優先，形成靜止不動地等待課題過去的凍結（Freezing）

反應。之所以會「知道該做什麼，身體卻動不了」，怎麼樣都提不起勁，就是凍結反應造成的。

現在的自己被過去的自己強塞課題而無法行動，這是自然的現象。但當時的自己，並不是為了給未來的自己施加課題才開始學習或考取資格證照的。也許是想結識志同道合的夥伴，想加入一起學習的團體，尋求社會上的連結。

與他人共有地點、事件和知識的原始動機，會刺激腹側迷走神經系統的活動，從而抑制交感神經系統。心率和呼吸保持穩定，能夠良好表現，代謝活動也不高，所以這種狀態會持續很久。

重新設定一下這個信賴和共有的動機吧。和一起參加講座的人聯繫彼此的進度和近況，或是共有空間與時間。把提升自我表現放在重要的位置，就能發現，與被過去的自己要求「不能讓付出白費」的時候相比，身體不再那麼沉重。

過去的記憶會被修飾成現在的感官數據。如果一直沒有讓身體動起來，就會被「我持續不了多久」之類的想法修飾，認定自己是「做不到的人」。把現在的動機恢復成當時的設定，只要實際行動傳達給大腦的感官數據發生變化，那麼過去的記憶也會跟著改變。

第 **6** 章
·

專注腦的解決方案

只顧著做一件事而拖延其他事

專注腦的特徵

　　專注腦的人有一個特點，就是明明有很多事要做，卻只專注於一件事而拖延其他應該做的事情。

　　如果能按照正確的優先順序進行工作，那就沒有問題。但若不能隨機應變地改變優先順序，永遠做沒有結束的事情，結果就會變成什麼都做不完的狀態。

　　暫時記住眼前的工作，等做完其他事情，重新回來工作時再次回憶起來的記憶功能，稱為工作記憶。

　　工作記憶是支撐我們日常所有工作的重要功能，但這個功能有時候會下降。

　　工作記憶下降時，大腦會發現多項工作之間的關聯性，變得無法考慮工作的順序。所以會從不符時宜的事情開始做，或是沒辦法把中斷的工作完成到一段落。

專注腦的解決要點

- 按時間劃分工作
- 時常報告進度
- 簡化工作
- 不要施加過多壓力
- 不要讓沒有看到的東西增加

規劃行程表要把結束時間寫上去

✕ 一開始做就會想做到底

⭕ **用時間來劃分工作**

　　專注腦的人往往會埋頭於工作而忘記時間。對大腦來說下一個動作是不可預知的，所以埋頭於這項工作會導致其他應該做的事情延後。要改善這點，我們必須改變規劃行程的戰略，讓工作可以定期停止。不妨刻意增加行程安排的限制，例如在某個時間之後不能做其他任何事情。

　　被告知下一項行程的開始時間，跟被告知手上工作的結束時間，哪一個更容易讓大腦預測呢？

　　從大腦的立場來看，後者能告知工作的所需時間，所以更容易預想眼前的工作該如何完成。回顧一下日常生活，如果我們用行程開始的時間來管理行程，對大腦來說，這樣的行程安排很難預想眼前的工作，也容易產生導致拖延的防衛反應。

　　規劃行程表的時候，不只是開始時間，試著把結束時間也寫進去吧。畢竟只是在行程表上多加一樣東西，我想大家都能輕鬆做到。寫上結束的時間再採取行動，你可能會發現

工作的實際完成時間，與預定的所需時間不同。若是如此，就在安排下一個預定的時候，寫上修改後的所需時間吧。

等估計所需時間的準確度提高後，就在平時工作的時候活用一下吧。不要去想「離出發還有一段時間」，而是想「這件事要做○分鐘」，就能好好控制時間。

完成 20% 就報告進度

✗ 給人看不完整的資料很不好意思

⭕ 做完 20% 就報告進度

專注腦的人容易陷入的工作陷阱是電子郵件和製作資料。對於工作委託和報告這類的工作，電子郵件始終是工作過程的一部分。對許多人來說，應該另有必須要做的工作才對。

「我老是花很多時間在想郵件的內文要怎麼寫，好像常常寫到一半先存起來，累積了一堆草稿。」我的診間諮詢有很多這種例子。

工作本來就沒有完美的地方。寄再多封容易閱讀的郵件，也不會因為這樣就提前專案進度。即使追求完美，光靠文字訊息也不能準確地傳達自己的意圖。

同樣地，花費大量時間製作資料，卻以徒勞告終的情況也不在少數。「不能只憑自己一個人工作，要和對方共有資訊來推進。」用這樣的定位，等工作進行個兩成左右，就可以先把進度拋給對方。

要是把避免犯錯當成目的，或是拘泥於簡單易懂的排

版，耗費的時間就會越來越多。越是追求完美，就越會感到憋悶。每當落入這樣的陷阱，一定要意識到，這是為了得到他人的高評價而產生的外在動機。

重要的是共有目的，還有對一起追求目標這件事的信賴，感受到自己在社會中的定位。

只要不再試圖確保自己的優勢，腹側迷走神經系統還可以創造最佳的大腦和身體。

另外，只靠自己思考的話，視野會變得狹窄，也就無法察覺錯誤，這是一種稱為「定勢效應（Einstellung effect）」的現象。要防止定勢效應，必需抽離自己，用後設認知自己的想法。實際上，只要借用他人的觀點，就能輕鬆擺脫定勢效應。

專注腦實驗 3　把資料壓縮成一頁

✗ 花很多時間製作資料

⭕ 試著只做一頁資料

　　專注腦的人有資料製作不完的情況，因為他們關心的是排版和措辭之類的細節。這種時候，問問自己「到底傳達的是什麼」，然後製作一張能傳達這一點的資料。

　　同樣，不要去找看起來很有深度的詞，也不要把精力浪費在選擇更好的詞彙上。當我們把注意力集中在調整文章字體、用空格鍵對其句首的時候，往往會忽略文章的內容。手寫時不會在意的事情，在性能越好的電子設備上就越會在意，反而增加了多餘的工作。

專注腦實驗 4　每做一個段落就可以輸出分享

✗ 好不容易才開始，中斷太可惜

⭕ **中途做別的工作更能加深理解**

　　以製作資料或閱讀資料的工作來說，如果按時間來劃分工作，可能會因為「好不容易才集中精神」而不想打斷它。不妨採用一種稱為交錯學習（interleaved practice）的學習方法，藉由中間夾雜其他類型的學習來創造學習的多樣性。

　　閱讀完資料後，可以與人談論內容或者在 SNS 上發表，並進一步搜尋引起迴響的關鍵字，改變學習方式。關鍵在於，一定要把輸出夾在中間。回饋效應會修正輸出時的不自然點，改變對下一個輸入的理解。比起默默地重複學習，不如夾雜輸出，以科學方法來學習吧。

✕ 一翻開報紙，時間就過去了

⭘ **決定好要閱讀的類別**

　　「我看報紙一定要每篇文章都看過一遍，全部看完的話，會拖很晚才睡覺。要是累積很多報紙沒讀，會覺得不看不行，對沒看報紙這件事產生罪惡感。」專注腦的人有這種徹底收集資訊的傾向。

　　花時間看累積的報紙、新聞網站的文章、錄製的節目，導致工作和家事耽誤，就寢時間也變晚。獲取這些資訊是必須要做的「課題」，但若問及為什麼必須這麼做時，得到的回答卻是這樣的：「不全部讀完，就不算有讀。」

　　生物獲取資訊的目的，原本是為了改善自己的行為。資訊是用來反映在行動上而存在的，避開風險，提高生存機率。如果不把這些資訊全部讀一遍就不算讀過，這種想法是把閱讀資訊本身當成目的。這種想法進一步深化，似乎會對他人的評價抱有恐懼，認為不知道別人知道的事情很不好意思，不想因為不知道而丟臉。

　　過於懼怕他人的評價，獲取資訊就從手段變成了目的。

沒有必要把自己有限的時間浪費在他人的評價上。把想追蹤的類別限定在三個以小時內，實驗看看，只閱讀這三個類別的資訊。縮小為三個後，應該會發現其他的事情不知道也無所謂。這樣就能重新掌握自己行動的主導權。

✘ 房間髒亂也變得無所謂

⭕ **分割工作時間，每隔一段時間就離開位置再繼續做**

「桌上放著吃完點心的空袋子，這在以前是絕對不能容忍的事情，現在卻變得無所謂了。我對這樣的自己感到失望，越來越沒有動力。」

像這樣，很多專注腦的人會對周遭視而不見，以前在意的事情也變得無感。

一陷入忙碌就看不見周遭事物，這並不是隱喻表現，而是有效視野實際上縮小了。這種現象，是為了迴避自己面臨的危機而將精力集中於一點所引起。等危機過去了應該就會解除，但如果交感神經系統過度勞累，視野狹窄就會慢性化。

慢性化之後，由於交感神經系統的消耗，失去抑制的背側迷走神經系統發揮作用，出現等待危機過去的凍結反應，身體變得無法動彈。

「例如打掃家裡，有人會說發現很亂的時候就趕快整

理，可是我累了的時候就會當作沒看到。很多事情都是當作沒看見。」像這樣，視而不見的事情就會越來越多。

這種裝作沒看到，就是凍結反應。一旦發生這種情況，就很難重新提高代謝活動來進行課題。慢性交感神經系統的活動，是造成凍結反應的原因。讓我們做一個實驗來防止它的發生吧。

數位作業使交感神經系統的活動變得慢性化。在電腦、平板、手機上的工作時間，分成 5 分鐘、15 分鐘、30 分鐘，最長也用 90 分鐘告一段落，並在中間空檔加入一些手動作業。研究表明，人類思考一件事情的極限是 4 分半鐘，每 16 分鐘思考一次自己該做的事情，維持同個姿勢 30 分鐘，大腦的血液循環就會停滯，而腦力工作的極限則是 90 分鐘。

在這些時間點離開座位吧。這樣一來，交感神經活動降低，視野狹窄就會解除，之前看不見的東西就會進入眼簾。趁這個時候，把房間整理完。

突然映入眼簾，是大腦和身體能夠應對任務的信號。正如第 53 頁介紹的，進入視線的時候，用手的動作來代替語言化，改寫路徑。

只要動起手，就會想到也許還有一些東西需要清理。把自己很在意卻又沒看在眼裡的垃圾清理乾淨，對大腦來說是

一種「意外的獎勵」，清理的行為會得到強化。如果你繼續整理，有時會靈光一閃，想到跟中斷的工作有關的好點子。當我們像整理東西一樣活動雙手，大腦會啟動預設模式網路來整理思緒，將必要的資訊連結在一起，產生靈感。

　　無意中進入眼簾的雜物，和有意擴大視野時看到的雜物，兩者的身體活動難度完全不同。以後者來說，擴大視野時看到的東西有時候會成為大腦的獎勵，所以可以直接整理掉。讓我們有意識地誘導自律神經的活動，來防止凍結反應吧。

第 **7** 章

·

獎勵腦的解決方案

沒有獎勵就沒有動力的拖延

獎勵腦的特徵

獎勵腦的人在做該做的事之前，做事的動力會被完成後的獎勵影響，感受不到樂趣就會拖延。為了取悅別人而行動，卻沒有得到想像中的回應，會因此動力受挫的人也是這種類型。

若習慣把獎勵當成行動的動力，那麼設定獎勵本身就會變成目的。以獲得獎勵為動力的多巴胺，在得到意想不到的獎勵時會大量釋放。但在為了下一個目標設定獎勵時，多巴胺會在設定好的時間點就大量分泌，而不會在目標達成後分泌。而且，要是沒辦法得到自己設定的獎勵，人腦中的多巴胺濃度也會比平時還要低。結果就形成了依賴獎勵而拖延課題的大腦。

獎勵腦的解決方案

- 意識到自己對獎勵的依賴
- 養成克服不良習慣和成癮的習慣
- 以共有為動機，而非競爭
- 確認自己在社會中的定位

✕ 尋找努力之後有沒有什麼好的獎勵

⭕ 得不到獎勵就動力歸零

「這件事做完了就○○」，面對該做的事情，獎勵腦的人第一步是先設定獎勵。但請注意，這裡有個「得不到回報就會失去一切動力」的陷阱。

如果沒有得到預期的回報，多巴胺系統就會停止運作。多巴胺通常以每秒 3～5 次的速度釋放。處於興奮狀態時，釋放頻率會增加到每秒 20～30 次。但若無法獲得預期的報酬，釋放頻率就會變為零，變得比平時更沒有幹勁。

還有，此時自己想做的，不見得和達成目標之後想做的事情一樣。

例如問到了小孩想要的生日禮物，並在生日前準備好，然而生日當天送出禮物時，孩子卻說他想要的不是這個。

這是一種稱為當下偏誤（Present bias）的現象。在當下偏誤的實驗中，被問到一週後想吃水果還是點心時，回答「水果」的人，一週後在巧克力蛋糕和蘋果之間做選擇時，選了蛋糕的比例很高。

問題在於，我們當下無法認知到現在想要的東西，和將來想要的東西是不一樣的。這樣一來，不僅浪費了思考獎勵的時間，還有可能因為無法獲得預期的獎勵，導致今後的動力歸零。

獎勵腦實驗 2　分析自己的動力來源

✕ 想要更多的驚喜和刺激

⭕ **分析對自己來說什麼會是獎勵**

努力也許會換來預想不到的報酬，例如得到特殊津貼，或是上司請吃飯。

當你得到意想不到的獎勵，你會覺得這是暫時的。若在此時設定下一次給自己的獎勵，多巴胺的分泌就會增加。而在決定「等這件事做完了，我就要做○○」的那一刻，多巴胺會分泌最多。然而當我們完成工作、想要獲得報酬的時候，多巴胺並不會升高。

也就是說，多巴胺點燃的動力只有在獲得預期外的獎勵時才會發揮作用，而這種動力是無法自己重現的。為了不讓預期外的獎勵只是白高興一場，我們應該客觀地回顧一下獲得意外報酬的情況。

試著去分析意外報酬，就能清楚地知道對自己來說什麼是「獎勵」。只是被平時不怎麼讚美自己的人誇獎，還是自己的行為得到表揚，抑或是自己的行為對他人有所幫助？用這種方式分析，就能知道自己的動力來源是什麼。知道動力

來源之後，如果能意識到滿足這個條件的環境設定，就能創造出容易湧出動力的環境。

獎勵腦實驗 3　戰略性劃分任務

✕ 厭倦了任務，轉換心情

⭕ **不拘泥於同一件事，頻繁切換任務**

　　獎勵腦的人對轉換心情這個詞很沒有抵抗力。有些人會把轉換心情當作獎勵，例如努力過就能轉換心情。

　　轉換心情的時機很重要。如果在專注力消耗到極限時才轉換心情，就會強化轉換心情的行為。這是多巴胺的作用。堅持到最後一刻，等厭倦了再去做別的事情，會更加意識到刺激，增加多巴胺的分泌，進而提高對刺激的期待。也就是說，原本打算稍微轉換一下心情，卻沉迷於其他行動，無法集中精力去做本來該做的事情。

　　用碼錶測量轉換心情的所需時間，或用深蹲之類的運動稍微活動身體再回到課題，試著戰略性地劃分任務。

　　轉換完心情回到原本的工作，因為是做習慣的工作，所以容易預測，可以順利進行。在轉換心情時切換使用的大腦模式，可以讓我們在重新開始工作時更容易閃現靈感。而進展得比預想還要順利，也作為意外的報酬符合了增加多巴胺的條件。這將增加我們對本來應該做的事情的關注和期望。

獎勵腦實驗 4　採取單一任務

✗ 想辦法同時處理多件事情

○ 建立單一任務

　　要掌握控制自己行動的方法，了解控制成癮行動的極端案例會很有幫助。賭博和藥物成癮是一種極端的獎勵腦。這被指出是工作記憶能力下降的表現。對此，近期研究顯示，提高工作記憶能力可以減少像成癮行為的行為問題。

　　該項實驗對正在接受成癮治療的受試者進行工作記憶訓練，結果顯著減少了衝動行為。比起將來更大的報酬，選擇眼前小報酬的成癮行為機率降低了 50%。這意味工作記憶訓練可以幫助我們控制自己的行為。

　　工作記憶的日常訓練，就是避免一心多用，一次只給大腦一項任務。採取單一任務後，假如有另一個任務臨時插隊，我們可以維持專注，一邊將新的任務儲存於大腦一角，一邊完成眼前的任務。這就是活用工作記憶的情景。要是設置超出大腦容量的多重任務，工作記憶將無法發揮作用，每當有新的任務插隊，注意力就會被奪走。為了控制自己的行為，就從設置單一任務開始吧。

✘ 心情一來就想做各式各樣的事

⭕ **心情來的時候，刻意減少要做的事**

　　獎勵腦的人往往在有幹勁的時候，一口氣去做別的事情。

　　「我拖了很久沒報稅，不過當我決定報完稅後去飯店吃高級午餐後，突然就有幹勁報稅了。然後我趁有衝勁報了一個猶豫很久的講座，回到家也開始收拾房間……」話是這麼說，結果兩週後變成「我懶得在晚上洗澡，躺在床上耍廢吃點心過了一整晚，感覺最近什麼都不想做，連吃飯和洗澡也是隨便吃隨便洗。」

　　多巴胺創造的高代謝狀態會使情緒非常高漲，消耗量極大，所以表現並不穩定。如果經常用獎勵腦給自己設定獎勵，那這種劇烈的上下起伏就很可能會反覆發生。

　　為了減緩起伏，我們需要提高工作記憶能力。經證明，工作記憶能力越高，越能夠不受外界刺激干擾，忽略視覺和聽覺的妨害，完成自己該做之事。

　　正如本書所介紹的，大腦的警醒程度處於中等狀態，既

不高也不低時，才能發揮出最好的表現。工作記憶的能力也是如此。課題過於單調、過於複雜，都會降低工作記憶的能力。

獎勵腦的人，有一個可以自然訓練工作記憶的方法。那就是在狀態好的時候，試著減少一件要做的事情。

浮出「那個想做這個也想做」的念頭時，試著去想，要是現在做得太多，之後就會好一陣子都動不了。刻意把一件事情延後，就能給腦容量騰出空間，防止過度消耗。這樣一來，就能避免之後變得極度鎮靜，整體來看，行動力是提高的。

獎勵腦實驗 6　活動身體達到心情平靜

✕ 畢竟是獎勵，做什麼都行

⭕ **達成後動一動身體，舒暢身心**

　　為了激發動力和打破嚴峻的現狀，有人可能會說「沒有獎勵，我就做不下去」。但是，有些獎勵是絕對不能設定的，那就是「上網」或「看電視」等，獲取不必要的資訊的活動。

　　當你明確了工作中的一個重要方面時，一條新的神經就會在你的大腦中誕生。成就感會讓人處於「亢奮無法冷卻」的狀態，即使該休息了也不休息，繼續獲取資訊、尋求刺激，這時新生的神經就會異常活躍地過度工作。

　　但如果用行動來促進這種興奮，就會導致神經疲勞，變得非常沒有動力。這就是為什麼昨天晚上心情還很亢奮，到了早上就覺得筋疲力盡，提不起精神。

　　我們可以用 GABA 神經元來解決這個問題。新的神經誕生時，抑制神經活動的神經也會誕生，以防止其過度放電。那就是 GABA 神經元。

　　GABA 神經元容易在活動身體時增加，所以心情激動

時，與其上網，不如動一動身體。用肌肉鍛鍊、伸展操、瑜伽來活動身體，可以讓高漲的情緒集中精神，結束後，也能感受心情變得平靜舒暢。

獎勵腦實驗 7　利用社群媒體建立與他人共有的目標

✕ 用上網來紓解壓力

⭕ **用網路來與他人共有目的**

　　獎勵腦實驗 6 提到的「上網」和「無節制地看電視」，別說緩解壓力，反而會放大壓力。尤其在行為受到抑制時，像是不能做自己想做的事、無法與親近的人見面等，壓力會導致腹側迷走神經系統的抑制失效，使交感神經系統過度活躍，容易讓人變得焦躁不安、具有攻擊性。

　　用上網來排解壓力並不會讓我們感到心情舒暢。反而容易對新聞或他人的貼文感到焦慮，持續密切關注貼文和評論的反應，陷入社群媒體的疲勞中。

　　這種時候，就要按照自律神經的機制來使用網絡。聽聽講座、看看有共鳴的人發布的文章或影片、加入可以分享目標的社群，試著在網路上共有場所和目的。

　　如果能分享自己在社會中的定位和大目標，就能有效抑制腹側迷走神經系統，減輕壓力反應。

　　自己在社會中的定位稱為社會化。有人認為，與實際和人見面的交流相比，網路上很難實現社會化。但也有人指

出，相比於現實人際關係，即使相隔很遠，網路上也能找到有共同想法和目的的人，容易建立關係。讓我們在網路上自主選擇資訊，創造自己的社會吧。

第 **8** 章

·

愛睏腦的解決方案

沒有精神，
什麼都不想做而拖拖拉拉

愛睏腦的特徵

愛睏腦的人特點是什麼事都嫌麻煩，提不起勁，甚至沒辦法在該做事的地方擺出努力的姿態。這是由於睡眠不足，或者睡眠品質不佳導致大腦警醒程度過低。

當大腦警醒程度過低，即使是吃飯和洗澡等日常活動也會變得麻煩。有時候會做事情做到一半睡著，或者明明沒打算要睡，卻在不知不覺中迷迷糊糊地睡著了。之所以如此，並不是想要睡眠，而是大腦警醒程度高的場面和警醒程度低的場面並不協調。所以必須在適當的時機設定提升警醒程度的節律和場景。

愛睏腦的解決要點

- 提升睡眠品質
- 防止脫水
- 在 14:00 到 15:00 空出一個思考時間
- 分配時間在輸出上

✕ 避免拖延而硬撐不睡覺

⭕ **好好睡一覺，整頓好大腦**

　　有些人，事情拖了大半天都沒做，到了晚上才下定決心「不能再拖」，熬夜趕工。但是熬夜趕工反而是形成拖延腦的原因。

　　睡眠不足會增加杏仁核的活動。正常情況下，杏仁核受到前額葉的抑制來調節，但在睡眠不足時，前額葉的抑制就會解除。

　　如第 64 頁所述，杏仁核的作用是在受到某種刺激時，瞬間判斷該刺激是否對自己有害，並建立一個可以對抗它的身體。當杏仁核過度活躍，就連無關緊要的事情也會變得敏感。

　　例如，如果同居人砰地一聲關上房門，就開始瞎猜同居人是想表達：「你一整天什麼都沒做到底是在幹嘛？」像這樣，如果把對方的動作和言行看作是對自己的指責，即使是在客觀上非常平和的環境，也會感覺自己承受著巨大的壓力。要避免不必要的壓力反應，必須讓杏仁核的活動正常

化，而調整睡眠是最快的方法。

　　睡眠，是大腦的活動直接作為成果表現出來的現象。而且與白天的行為相比，它是無意識的，不被記住的。所以即使是自己的睡眠，也容易與自己分開來看。引導大腦順利入睡後，剩下的就交給大腦，這樣的後設認知很好用。

　　睡眠門診一開始是針對「睡不著」等與睡眠直接相關的問題提出解決方案，但真正的目的是觀察一個人的睡眠變化，並根據變化採取最合適的行動。

　　後設認知能力會隨著睡眠的完善提高。後設認知能力提高後，不僅是睡眠，白天的行動也會減少拖延。

　　也許有人認為睡覺就是休息，但其實，睡眠是讓大腦保持最佳清醒狀態的最有效方法。本章將把睡眠定位為改變大腦的工具。

　　我們每個人都能立即改變睡眠，而且可以清楚察覺，只要睡眠改變，大腦的運作也會隨之改變。

✗ 專注的時候不攝取水分

⭕ **每隔一小時補充 180c.c. 的水**

　　精神恍惚無法集中注意力的時候,多半是脫水了。戴口罩會使人更難注意到口渴,或者如果您過度專注於工作,您將無法擺脫水。由於大腦中的營養物質是由血液攜帶的,因此脫水會降低攜帶營養物質的能力。

　　為了穩定地供給大腦營養,每隔 1 小時要補充 180c.c. 左右,也就是大約裝滿 1 杯的水。如果好一段時間都懶洋洋地在網路上東看西看,先懷疑自己是不是脫水,離開座位補充水分看看。

　　回到座位後,感覺肯定會不一樣。與其等心情來,不如將營養傳遞給大腦,更容易提高專注力。

✕ 一整天都坐著工作

⭕ **每隔一段時間就起來動一動，運動和工作交替重複**

　　如果一直坐著不動，睏意和煩躁都會襲來，工作效率也會降低。

　　研究表明，運動可以提高大腦的警醒程度，提升專注力，減少壓力反應。為了向大腦傳遞養分，每隔 30 分鐘就起來運動一下吧。當你在遠端工作中出現嗜睡時，如果沒有及時處理而是忍著不睡，就會形成惡性循環。強忍睡意到了極限，開始打瞌睡→迷迷糊糊睡著後仍有睡意，一直發呆→白天昏昏欲睡，晚上又沒有睡意，睡不著，睡眠品質降低→第二天上班又想睡覺。

　　我們可以想成控制大腦的警醒程度，做一些簡單的運動來擺脫這種惡性循環。例如做 5 次左右的深蹲，神經傳導物質多巴胺就會增加。多巴胺會被廣泛地投射到位於大腦前部的前額葉，提高大腦的警醒度。同時，它會抑制大腦中不必要的神經活動，暫時提升注意力。

　　研究證實，如果一直坐著工作，30 分鐘左右大腦的血

液流動就會停滯。當大腦的營養供應停滯,它的功能就會降低。因此,將 30 分鐘設置為工作休息時間,過了 30 分鐘就站起來,深蹲 5 次,重新開始工作。

因此,將 30 分鐘作為工作的分段,過了 30 分鐘後站起來,下蹲 5 次,再返回工作。

重複這樣的操作,可以同時保持大腦的工作效率和對抗睡意。

✗ 勉強自己早起

⭕ 讓大腦在目前的起床時間快速開機，輕鬆起床

　　為了讓大腦確實清醒，本章將強調睡眠和清醒的幅度。

　　一天有 24 小時，但在這 24 時中，每個人每一天的開始時間都是不同的。這取決於一天是從幾點開始到幾點結束，也就是你醒著的時段，還有睡著的時段。

　　從起床到睡覺，這種每天重複的周期，其中的某個局面稱之為相位。睡眠時間段往前移，早睡早起，稱為「相位前進」，熬夜睡懶覺，則稱為「相位後退」。

　　如果想改變「早上 5 點起床的早起生活」，要做的就是「移動相位」。移動相位是有步驟的，不知道步驟就想移動相位，是無法順利進行的。即使盲目地把鬧鐘定在凌晨 5 點，也不可能在 5 點起床。

　　移動相位分為以下 3 個步驟。

　　① 固定相位

　　② 強調幅度

③ 移動相位

用下面的實驗來調整一天的周期吧。

❖ 創造 5 個小時的核心時間

① 固定相位的實驗

首先來回顧一下自己一週的睡眠狀況，看看你什麼時候上床睡覺和起床。一週中一定處於睡眠狀態的時間段，稱為睡眠核心時間。

睡眠核心時間，是一週中從最晚入睡到最早醒來的時間。例如平時過著 0 點左右睡覺 7 點起床的生活，週末從凌晨 4 點睡到中午 12 點。這種情況下，睡眠核心時間是從凌晨 4 點到早上 7 點的 3 個小時。

睡眠核心時間短，睡眠和清醒之間的落差就會減少。這個落差稱為「振幅」。振幅較低時，睡眠和清醒的差異變得模糊，形成白天昏昏沉沉，晚上又睡不著的狀態。這種狀態下，即使想要改變相位，讓自己「早上 5 點起床」，就算能暫時起床，也會馬上回籠覺。

要固定相位，最少需要 5 小時的睡眠核心時間。和剛才的例子一樣，如果為了消除平日的睡眠不足，週末都睡到中

午，因為在核心時間以外的時段睡著，所以白天容易犯睏，到了晚上又感覺不到睡意。

再怎麼不規律，一定會有一個大多是睡著的時段。先用假日的時間，盡量讓自己的睡眠時間與那個時間段重合，把核心時間延長。

同樣，也要留出絕對不睡覺的時間段。就算在週末補眠，也要給自己的睡眠限制時間，過了那個時間段就不睡覺。盡量不要在白天打瞌睡和小睡，若要小睡，試著控制在30分鐘內。

❖ 調節光線和體溫的節律

② 強調振幅的實驗

如果能達到 5 小時以上的核心時間，那麼接下來就是強調睡眠和清醒的幅度，讓自己可以在那段時間睡得香甜，精神抖擻地起床。用來強調的生理節律有以下兩種。

褪黑激素節律：一種由褪黑激素所產生的節律，它決定了一天的長度，可以用光線的明暗來強調。早上起床時，走到離窗戶一公尺以內的距離，讓光線到達大腦。距離窗戶一公尺以內的話 10 分鐘左右，站在陽臺的話約 1 分鐘就能減

少褪黑激素。日落後天色變暗，褪黑激素就會逐漸增加，直到起床 16 小時後感覺有睡意為止，並在入睡 3 小時候達到峰值。這個增減的幅度就是振幅。早晨的強光使褪黑激素減少越多，晚上就越容易增加。在晚上營造漆黑的環境，讓褪黑激素增加越多，早上就越容易減少，可以在固定的時間醒來。

在相位還沒有移動的時候，也有可能在中午左右起床。沒有必要拘泥於早晨的陽光，不管什麼時間段，一醒來就走到窗邊一公尺內或是出去陽臺。

晚上的話，大約從睡前 3 小時開始，有意識地讓自己待在黑暗的地方。

核心體溫節律：核心體溫指的是內臟溫度，內臟溫度升高時會有精神，內臟溫度降低時人體昏昏欲睡。核心體溫在起床 11 小時後達到最高，在起床 22 小時後降到最低。為了強調這個幅度，請試著在起床 11 小時後進行深蹲之類的肌肉訓練。大約 5 到 10 次的輕度運動就足夠了，但頻率很重要，建議每週 4 天以上。

如果能強調晨光和黑夜的落差，以及傍晚的體溫高峰，忍不住想打哈欠的睡意就會在睡前自然而來。只要每週有 4 天以上在睡前感到睡意，睡眠品質就會產生變化，可以一覺

醒來身輕體暢。要做到這樣，才能把相位往前推。

❖ 根據實際醒來的時間設置鬧鐘

③ 移動相位的實驗

　　不要把鬧鐘設在從來沒有在那個時間點起床的時間，而是以實際能起床的時間來設定鬧鐘，這樣就能漸漸早起。大腦從起床前的 3 個小時就在為進入高代謝狀態做準備，如果在準備的過程中鬧鐘響起，大腦的工作就會受到干擾，無法神清氣爽地起床。

　　假如前一天起床的時間是上午 10 點，那晚上就把鬧鐘定在 10 點，在腦海中默念 3 遍「早上 10 點起床」再入睡。把起床時間語言化，為起床做準備的皮質醇激素就會增加，使起床更容易。明確設定睡眠這一任務的目標，有助於從低代謝狀態進入高代謝狀態的準備。如此一來，隔天早上 9 點50 分左右就會醒來。那麼，當天晚上就可以把鬧鐘設在 9 點50 分。

　　要是隔天早上在 9 點 30 分醒來，下一次的鬧鐘就設成那個時間。像這樣以分鐘為單位，用自己實際的起床時間來設定鬧鐘，就能早一點起床。

✗ 固定在同一個時間睡覺

⭕ **早睡幾分鐘也好，一有睡意就去睡**

　　單純的睡眠量不足，就會導致杏仁核和海馬迴的活動出現問題，形成拖延腦。增加累積的睡眠量，可以幫助我們在忙碌時獲得更多睡眠。

　　例如，假設 0 點睡覺的人在 23 點 45 分入睡。雖然每天只多睡 15 分鐘，但如果能把這 15 分鐘的早睡堅持一個月，就等於多睡了 7.5 小時。

　　要是固定在同樣的時間就寢，就會不自覺地減少累積睡眠，導致睡眠不足。

　　我們該控制的是就寢時間，而不是起床時間。平日和假日都在同一個時間起床，所以提前幾分鐘也好，早一點睡，延長睡眠核心時間。這就是所謂的調整睡眠。

愛睏腦實驗 6　細分課題找回成就感

✗ 後悔自己今天什麼都沒做

〇 避免產生學習性無力感

　　當自己無計可施，什麼都做不到時，就會接受那個狀況。這被稱為習得性無助。多巴胺的作用，讓我們產生「也許自己做得到」的期待，儘管一時有心去做，但如果只是「也許」這種模糊的預測，就無法策劃具體的行動。或是沒有達到預期的結果，多巴胺的分泌就會明顯下降，讓人失去動力。

　　如果每天都這樣重複，就會學會如何降低自己的動力，對所有的課題都產生「反正我做不到」的無力感。

　　所謂習得性無助，並非從一開始就無能為力。導致習得性無助的原因是難以預測的課題設定。只要設定一個容易預測的課題，「也許」就會變成「這樣的話好像能做到」，不僅是多巴胺帶來的期待，實際達成的事情也能讓我們獲得血清素帶來的滿足感。

　　所以，讓我們來做一個細分課題的實驗。用小實驗來切分課題，就能不斷累積「這樣的話好像能做到」的經驗。

按時間切分：不考慮作業品質，只做 5 分鐘。

按課題切分：把閱讀並製作資料的工作，獨立成看資料就好。

按工作量切分：決定工作量，例如只寫 1000 字，不拘泥於內容。

像這樣，設定成稍微努力一下就能完成的課題，就不會引起習得性無助。

結語

　　這些防止拖延的小實驗，各位是否有試過了呢？是否注意到，只要稍微改變一下行動，就能擺脫「自己什麼都沒做……」的壓力？

　　本書以提高可行性為目的，將拖延腦分為 8 種類型，針對各類型提出適合的實驗方案。

　　不過，並不是 8 種類型全部都要做不同的實驗。如第 31 頁所示的關係圖，大腦的狀態會隨著情況而改變。

　　所以對覺醒度低的④鬥士腦來說，也許在⑦獎勵腦或⑧愛睏腦的實驗裡，也有合適的例子。用類型分類，大致掌握自己大腦的目前位置後，再從自己想做的、覺得可以做的實驗來嘗試。

　　對於那些覺得「自己什麼都做不了」，懷抱罪惡感的人，當我在門診或培訓中提出一些小實驗，請他們執行後，有人說「感覺自己變開心了」。

　　事情太簡單或是太難，都會令大腦失去動力。讓大腦

產生動力的是「好像稍微努力一下就能解決」的任務設定。50% 好像能做到，而剩下的 50% 不試一下是不知道的。面對這種程度的挑戰，大腦就會覺得有趣起來。

這被稱為近側發展區，是大腦成長的課題設定條件。小實驗的目的在於，將過於無聊或是壓力過大的日常課題，重新設定為近側發展區。任何課題都可以分解，所以從今今後，也可以自己準備一些小實驗。

有時候，可能會為了「明明是小實驗，卻做不到……」而沮喪。如果無法處理它，就試著用其他行動來填補行動要素，或者調整行動順序。

舉例來說，如果沒辦法在課題之前先運動 5 分鐘，可以播放 5 分鐘的運動影片，或者用遊戲來動一動身體。就算不能執行原本的小實驗，只要滿足要素就可以了。從自己做過的事情中分配相似的行動，大腦也能獲得不錯的感官數據。

另外，也許會因為「沒辦法養成習慣……」而感到失落，但其實根本沒必要養成習慣。小實驗只是腦內路徑的轉換，並不是要確立這條路徑。

為了防止不期望的行動路徑被固定下來，我們要做的，是把一條條的路徑重新連接。持續進行細微的連接，有時就會成為一種模式，創造出一條新的路徑。這是大腦會自動完

成的事情，所以就交給大腦吧。

　　希望能藉由本書，讓對自己懷有罪惡感而痛苦的讀者能卸下一些重擔，感覺自己的人生變得快樂起來。

高寶書版集團
gobooks.com.tw

新視野 New Window 241

告別拖延腦
靠意志力沒用！用認知實驗提升大腦警醒度，改善 8 種類低效率症頭
「やらなきゃいけないのになんにも終わらなかった……」がなくなる本

作　　者	菅原洋平
譯　　者	高秋雅
責任編輯	吳珮旻
封面設計	林政嘉
排　　版	賴姵均
企　　劃	鍾惠鈞

發 行 人	朱凱蕾
出　　版	英屬維京群島商高寶國際有限公司台灣分公司 Global Group Holdings, Ltd.
地　　址	台北市內湖區洲子街 88 號 3 樓
網　　址	gobooks.com.tw
電　　話	(02) 27992788
電　　郵	readers@gobooks.com.tw（讀者服務部）
傳　　真	出版部　(02) 27990909　行銷部 (02) 27993088
郵政劃撥	19394552
戶　　名	英屬維京群島商高寶國際有限公司台灣分公司
發　　行	英屬維京群島商高寶國際有限公司台灣分公司
初版日期	2022 年 05 月

"YARANAKYA IKENAINONI NANNIMO OWARANAKATTA⋯" GA NAKUNARU HON
by Yohei Sugawara
Copyright © 2021 Yohei Sugawara
All rights reserved.
Original Japanese edition published by WAVE Publishers Co., Ltd.

This Complex Chinese edition is published by arrangement with WAVE Publishers Co., Ltd., Tokyo
in care of Tuttle-Mori Agency, Inc., Tokyo, through LEE's Literary Agency, Taipei.

國家圖書館出版品預行編目（CIP）資料

告別拖延腦：靠意志力沒用！用認知實驗提升大腦警醒
度，改善 8 種類低效率症頭 / 菅原洋平著；高秋雅譯. --
初版. -- 臺北市：英屬維京群島商高寶國際有限公司臺
灣分公司, 2022.05
　　面；　公分. -- (新視野 241)

譯自：「やらなきゃいけないのになんにも終わらなかっ
た……」がなくなる本

ISBN 978-986-506-404-4（平裝）

1.CST：健腦法　2.CST：生活指導

411.19　　　　　　　　　　　　　　　111005428